Microsurgical Basics and
Bypass Techniques

显微外科基础与
搭桥技术

原著　［俄］Evgenii Belykh
　　　［美］Nikolay L. Martirosyan
　　　［美］M. Yashar S. Kalani
　　　［美］Peter Nakaji

主审　赵元立　张　东

主译　郭　庚

中国科学技术出版社
·北　京·

图书在版编目（CIP）数据

显微外科基础与搭桥技术 /（俄罗斯）尤金尼·贝利克等原著；郭庚主译 . — 北京：中国科学技术出版社 , 2023.5

书名原文：Microsurgical Basics and Bypass Techniques

ISBN 978-7-5046-9787-5

Ⅰ . ①显… Ⅱ . ①尤… ②郭… Ⅲ . ①显微外科学—血管外科手术 Ⅳ . ① R654.3

中国版本图书馆 CIP 数据核字 (2022) 第 160666 号

著作权合同登记号：01-2022-5015

策划编辑	丁亚红　焦健姿
责任编辑	丁亚红
文字编辑	史慧勤
装帧设计	佳木水轩
责任印制	徐　飞

出　　版	中国科学技术出版社
发　　行	中国科学技术出版社有限公司发行部
地　　址	北京市海淀区中关村南大街 16 号
邮　　编	100081
发行电话	010-62173865
传　　真	010-62179148
网　　址	http://www.cspbooks.com.cn

开　　本	889mm×1194mm　1/16
字　　数	249 千字
印　　张	10
版　　次	2023 年 5 月第 1 版
印　　次	2023 年 5 月第 1 次印刷
印　　刷	北京盛通印刷股份有限公司
书　　号	ISBN 978-7-5046-9787-5/R·2955
定　　价	128.00 元

版权声明

内容提要

本书引进自 Thieme 出版社，由多位资深神经外科专家结合多年实践经验精心打造。相较于其他显微外科著作，本书著者以显微神经外科技能培训为着眼点，将实验室练习与临床实践相结合，通过科学翔实的培训内容呈现了如何在实验室环境中进行有效、充分的显微神经外科练习，旨在提高神经外科医师的手术技能，具有很强的实用性和指导性。此外，本书还配有精美插图及高清视频，可以帮助读者更好地理解相关细节。全书共 12 章，编排独具特色，图文对应，阐释简明，非常适合广大神经外科医师在学习显微外科手术操作时参考。

译者名单

主　　审　赵元立　张　东

主　　译　郭　庚

副 主 译　任叶青　张文举　刘　源　孙怀宇

学术秘书　吴勇强　李　仁

译　　者　（以姓氏笔画为序）

　　　　　王　刚　南方医科大学南方医院

　　　　　王　泷　首都医科大学三博脑科医院

　　　　　叶　迅　首都医科大学附属北京天坛医院

　　　　　冯文峰　南方医科大学南方医院

　　　　　朱　卿　苏州大学附属第二医院

　　　　　任叶青　首都医科大学宣武医院

　　　　　刘　源　赤峰市医院

　　　　　孙力泳　首都医科大学宣武医院

　　　　　孙怀宇　辽宁省健康产业集团铁煤总医院

　　　　　孙彦琪　山西医科大学第一医院

　　　　　李　仁　山西医科大学第一医院

　　　　　李雪鹏　山西医科大学第一医院

　　　　　杨　彪　山西医科大学第一医院

　　　　　吴勇强　山西医科大学第一医院

　　　　　宋剑平　复旦大学附属华山医院

　　　　　张　东　北京医院

　　　　　张文举　山西医科大学第一医院

　　　　　陈晓霖　首都医科大学附属北京天坛医院

　　　　　林　伟　空军军医大学西京医院

　　　　　赵元立　首都医科大学附属北京天坛医院

　　　　　郭　庚　山西医科大学第一医院

　　　　　郭晓隆　山西医科大学第一医院

　　　　　雷　霆　首都医科大学三博脑科医院

主译简介

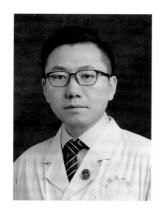

郭 庚

医学博士，博士后，神经外科主任医师，教授，硕士研究生导师，博士后合作导师。山西医科大学第一医院急诊医学中心主任。山西省学术技术带头人，山西省首批"三晋英才"拔尖骨干人才，山西省首届青年医师奖获得者，山西省"四个一批"医学科技创新人才，山西省高等学校131领军人才，山西省高等学校优秀青年学术带头人，山西省首位血流导向装置导师，山西省向上向善好青年。中华医学会神经外科学分会青年委员会委员，中华医学会神经外科学分会脑血管病学组委员，中国研究型医院学会脑血管病专业委员会委员兼青年委员会常委，中国老年医学学会脑血管病分会常委，山西省卒中学会副会长，山西省医学会神经外科学分会委员兼青年委员会副主委，山西省医师协会神经外科医师分会委员兼副总干事，9种学术期刊编委及审稿专家。曾赴意大利佛罗伦萨大学卡雷基医院（Azienda Ospedaliero Universitaria Careggi）、美国巴洛神经病学研究所（Barrow Neurological Institute）、日本札幌桢心会病院（Sapporo Teishinkai Hospital）访问。擅长脑（脊髓）血管病的外科手术与介入治疗。以第一完成人身份获山西省科技进步奖二等奖、三等奖各1项。主持国家自然科学基金、中国博士后科学基金等9项，近年来发表学术论文70余篇，其中30篇被SCI收录。主编主译《七种类型搭桥：脑血运重建原理与技术》《血管内神经外科学与介入神经放射学教程》等著作4部，参编5部。

原书著者名单

原　　著

Evgenii Belykh, MD, PhD
Neurosurgery Research Fellow
Department of Neurosurgery
Barrow Neurological Institute
Phoenix, Arizona
Assistant Professor
Department of Neurosurgery
Irkutsk State Medical University
Irkutsk, Russia

Nikolay L. Martirosyan, MD, PhD
Neurosurgery Fellow

Department of Neurosurgery
University of Arizona
Tucson, Arizona

M. Yashar S. Kalani, MD, PhD
Vice Chair and Associate Professor
Director of Skull Base and Neurovascular
　Surgery
Departments of Neurosurgery and
　Neuroscience
University of Virginia School of Medicine

Charlottesville, Virginia

Peter Nakaji, MD
Professor and Horace W. Steele Chair
　in Neurosurgical Innovation and
　Education
Program Director, Neurosurgery
　Residency Program
Department of Neurosurgery
Barrow Neurological Institute
Phoenix, Arizona

丛书著者

Peter Nakaji, MD
Vadim A. Byvaltsey, MD, PhD
Robert F. Spetzler, MD

参　编　者

Evgenii Belykh, MD, PhD
Neurosurgery Research Fellow
Department of Neurosurgery
Barrow Neurological Institute
Phoenix, Arizona
Assistant Professor
Department of Neurosurgery
Irkutsk State Medical University
Irkutsk, Russia

Vadim A. Byvaltsev, MD, PhD
Professor and Chairman
Department of Neurosurgery
Irkutsk State Medical University
Irkutsk, Russia

M. Yashar S. Kalani, MD, PhD
Vice Chair and Associate Professor
Director of Skull Base and Neurovascular Surgery
Departments of Neurosurgery and Neuroscience
University of Virginia School of Medicine

Charlottesville, Virginia

Ken-ichiro Kikuta, MD, PhD
Professor and Chairman
Department of Neurosurgery
Division of Medicine
Faculty of Medical Sciences
University of Fukui
Fukui, Japan

Nikolay L. Martirosyan, MD, PhD
Neurosurgery Fellow
Department of Neurosurgery
University of Arizona
Tucson, Arizona

Peter Nakaji, MD
Professor and Horace W. Steele Chair in
　Neurosurgical Innovation and Education
Program Director, Neurosurgery Residency Program
Barrow Neurological Institute

Phoenix, Arizona

Mark C. Preul, MD
Newsome Chair and Director of Neurosurgery
　Research
Director, The Loyal and Edith Davis
　Neurosurgical Research Laboratory
Professor of Neurosurgery and Neuroscience
Department of Neurosurgery
Barrow Neurological Institute
Phoenix, Arizona

Robert F. Spetzler, MD
Emeritus President and CEO of Barrow
　Neurological Institute
Emeritus Chair
Department of Neurosurgery
Barrow Neurological Institute
Phoenix, Arizona

原书序

　　著者对基础显微外科技术和基本训练进行了精心汇编，旨在帮助读者磨炼个人技能，因此本书深受学员和年轻神经外科医师欢迎。尽管在每个年龄段开展练习都十分有益，但在起步阶段最重要的是要确保基本技能趋于完美。我坚信，对于患者，我们有义务竭尽全力做最好的外科医生。在实验室花无数时间练习搭桥技术可以转化为实际手术中更高的通畅率和更快的吻合速度，而这一目标只能通过在实验室反复进行显微外科训练实现。本书简化了这一过程，提供了挑战性逐级增加的不同练习，通过这些训练，相信你的搭桥技术可以达到最佳水平。在此，我诚挚推荐本书。

Robert F. Spetzler, MD

献词

　　感谢我的妻子 Liudmila，在我编写本书的整个过程中全心全意地支持我。感谢我的母亲 Olga 和父亲 Georgiy，他们教会我以牺牲、善良、关爱和追求卓越为榜样。感谢我的老师 Mark C.Preul、Peter Nakaji 和 Vadim A.Byvaltsev，他们给我注入了好奇心，并一直是我智慧和灵感的源泉。

Evgenii Belykh，MD

　　谨以本书献给我的家人，献给他们的爱和无尽的支持。

Nikolay L. Martirosyan，MD

　　感谢 Joseph M. Zabramski，他认真对待一位年轻实习生的要求，花了无数时间教授我搭桥手术的基本知识。感谢 Robert F. Spetzler，他致力于卓越的工作和平衡的生活，带给我极大的鼓舞。感谢 Cameron G. McDougall，他出色的手术敏锐性和对病例选择的深思熟虑，教会了我很多脑血管疾病的知识。感谢大家多年来的支持和友谊。

M.Yashar S.Kalani，MD, PhD

　　谨以本书献给所有像我一样不断学习的人，以及所有通过教学回馈的人：我的同事、我的患者、我的学生，以及是我的家人。

Peter Nakaji，MD

译者前言

显微外科是20世纪外科领域的一个里程碑，其出现与发展使外科从宏观转向微观，从粗放转向精准，极大提高了手术成功率及安全性。显微外科技术是临床医生在手术显微镜下使用显微器械进行的精细手术操作，超越了人类视力的自然限制，提高了组织的鉴别能力，为外科技术开创了新纪元。自1921年瑞典耳科医生Nylen首次在手术显微镜下进行内耳手术开始，经过国内外医务工作者百年来的技术探索和理论创新，显微外科已不断扎根到外科的各个领域，开枝散叶，成为推动医学发展和提高医疗质量的重要力量，在外科医生的临床工作中扮演着举足轻重的角色。

脑血管搭桥术便是显微外科与神经外科在交融发展中诞生的一项高精尖技术，被誉为"刀尖上的舞蹈"。简而言之，脑血管搭桥术是利用显微外科技术吻合血管，以达到替代或增加脑血流量的一种方法。从1967年Yaşargil教授成功实施了第一例颞浅动脉－大脑中动脉搭桥术以来，脑血管搭桥技术得到快速发展，目前已广泛应用于烟雾病、缺血性脑血管病、复杂动脉瘤、颅底肿瘤的外科治疗，为无数患者带来了希望的曙光。然而，受限于缺乏完善的显微手术硬件设备和规范化的显微外科技术训练，能够成熟开展该项技术的科室和医生仍局限于规模较大的医疗中心，这大大制约了显微外科的进一步发展。

Microsurgical Basics and Bypass Techniques 一书是世界知名神经外科中心巴洛神经病学研究所的显微外科培训教材，可系统全面地指导神经外科医师在实验室进行显微外科训练，层层递进，深入浅出。书中配有高质量的彩色插图、专家评论及视频录像，为学员从实验室训练到手术室实践搭建了桥梁，同时也让读者身临其境地感受到世界级神经外科中心的严谨治学与高超技艺。

本书的译者团队均为脑血管相关领域的技术骨干和青年学者。为确保本书的翻译质量，在编译过程中，我们多次召开讨论会和定稿会，译稿几经修改，力求为广大读者提供一部既精准呈现原著内容又保持原著风格的中文译本，同时也希望本书能够为我国显微外科，尤其是显微神经外科的规范化培训提供标准和参考。

最后，谨向为本书付出心血的各位译者和审阅者致以衷心的感谢和崇高的敬意！由于中外术语规范及语言表述习惯有所不同，书中可能遗有疏漏之处，恳请各位读者不吝指正。

山西医科大学第一医院

原书前言

如今显微外科已成为高度专业化的外科领域，甚至普通外科中不可或缺的一部分。若没有显微外科的技术手段支撑，现代重建外科就无法存在。特别是在神经外科、显微外科和心脏外科这样的专业领域，主要的手术步骤只能在光学放大条件下进行。显微外科技术在实验外科中也非常有用，出于伦理和经济因素考虑，最常用的实验动物模型为小鼠和大鼠。

早在 1897 年，John Benjamin Murphy 就首次报道了小血管吻合的系统性实验 [1]。但直到 20 世纪初，医学界才认识到血管外科技术的重要性。1902 年，纽约市洛克菲勒医学研究所（现为洛克菲勒大学）的法国外科医生 Alexis Carrel 首创了血管外科技术，现在该技术主要用于器官移植 [2]。Carrel 发明了血管三角吻合法，即用三针锚定针固定吻合口。1912 年的诺贝尔生理学或医学奖授予了 Carrel，以表彰他在血管吻合和血管及器官移植方面做出的贡献。Carrel 创建了血管外科的基本原则，即无张力吻合和内皮的连续对合，100 多年后的今天这项基本原则仍在沿用。

神经外科显微技术的发展历史与手术显微镜的发明息息相关。1953 年，德国制造商 Carl Zeiss 发明了第一台通用手术显微镜（OPMI 1）并使其商业化。手术显微镜最初在耳鼻咽喉科医生和眼科医生手中大放异彩，但在其他专业中应用不多。直到 1957 年，神经外科医生 Theodore Kurze 参观了在 OPMI 1 显微镜下进行的耳鼻咽喉科手术之后，开始在实验室用其练习，试图改进脑桥小脑角入路 [3]。但是他是否有兴趣在显微血管手术中使用显微镜我们就不得而知了。

20 世纪 50 年代末，佛蒙特大学外科学教授 Julius H. Jacobson Ⅱ [4] 与药理学家进行了一项科学研究。他使用 Carrel 的方法完成犬的颈动脉（平均直径 3mm）"端 – 端"吻合时遇到了困难。Jacobson 及其团队的住院医师 Ernesto L. Suarez 决定借助实验室内的 OPMI 1 显微镜对其操作视野进行放大。显微镜下的图像无疑就像望远镜上拍摄的第一张月球图像一样令人兴奋 [5]。如此一来，发展显微血管手术的最大障碍被消除了。1960 年，Jacobson 和 Suarez 发表了一篇题为 *Microsurgery in Anastomosis of Small Vessels* [4] 的文章。神经外科显微血管手术的另一位先驱 Raymond M. P. Donaghy 与 Jacobson 在佛蒙特大学一起共事，他们于 1958 年建立了一个显微外科研究与培训实验室 [6]。

曾有学者试想过将显微外科技术引入神经外科的可能性，例如，1951 年神经科医生 Charles Miller Fisher [7] 提出了将颈外动脉和颈内动脉的分支直接吻合，为闭塞的动脉节段建立旁路，从而预防缺血的理论依据。然而，在使用显微镜之前，这样的手术在技术层面上是不可行的。

瑞士苏黎世大学医院的一个病例促进了显微血管技术在神经外科的应用。1963 年，一位 17 岁的女孩在心脏手术后发生了偏瘫，左侧颈动脉血管造影显示中央前回动脉闭塞。虽然考虑急诊行取栓术，但由于缺乏显微外科技术和器械，从如此细小的动脉（0.8～1.1mm）中取出血栓在技术上是不可能实现的。幸运的是，经过几周治疗后患者病情好转，而这件事对外科医生关于应用显微血管技术处理大脑动脉病变必要性的讨论产生了深远影响[8]。1965年，一位在苏黎世大学医院工作了11年的神经外科医生来到伯灵顿，在 Donaghy 的指导下学习显微外科技术。他的训练故事和之后对显微外科的贡献成为了传奇。1999年，这位土耳其神经外科医生 M. Gazi Yaşargil，被神经外科医师大会评为"1950—1999年神经外科世纪人物"[9]。Yaşargil 用8-0尼龙缝线在犬的外周动脉上练习显微外科技术。在成功完成120例练习手术后，他开始在犬最粗大的脑动脉（即基底动脉）上练习相同的技术。

Yaşargil 很快发现，8-0缝线只能用于吻合直径为1.0～1.2mm的基底动脉，而直径为0.4～0.6mm的额颞叶皮质动脉太细小，无法通过8-0缝线成功完成吻合。然而，在1966年2月，双极电凝（由 Leonard Malis 改进并于1955年在世界范围内推广）的商业化使得 Yaşargil 可以进行精准止血。同时，新的9-0缝线出现，使 Yaşargil 可以在犬的大脑皮质动脉上练习。在1个月内，即1966年3月，他成功在犬身上完成了首例连接颞浅动脉（STA）和大脑中动脉（MCA）的颅外 - 颅内（EC-IC）血管吻合术[10]。

回到苏黎世后，Yaşargil 在1967年10月30日完成了首例成人患者 STA-MCA 搭桥术，次日，Donaghy 在佛蒙特大学也完成了同样的手术[11]。1968年，一个旨在拓展和提高显微手术技术的专门用于显微外科训练的实验室在苏黎世建立，促进了显微外科的长足发展。

20世纪70年代，该领域也取得惊人的进展。1972年，Yaşargil 对一名患有烟雾病的4岁男童实施了 EC-IC 显微血管吻合术[10]，手术的成功推动了脑血运重建显微手术的进一步发展。Yaşargil 最终将显微外科技术应用于神经外科专业，称为"显微神经外科"，他也理所应当地被认为是"显微神经外科"的创始人。他所著的 *Microneurosurgery*（全四卷）依然是该领域的经典之作[12]。大约在同一时期，1971年 William Lougheed 及其团队[13]发表了第一例颈总动脉 - 大隐静脉移植物 - 大脑中动脉高流量搭桥的手术结果。

20世纪70年代初，美国神经外科医生、神经解剖学家 Albert L. Rhoton Jr. 在佛罗里达大学建立了一个显微神经外科研究中心[14]。他在显微神经外科解剖方面的大量著作已成为世界范围内的经典之作。2016年，他去世后，他一生收集的神经解剖教学材料（Rhoton Collection）向全世界免费开放[15]。Rhoton 那些极具解说性与教育性的神经解剖技术遗产在全球范围内师从于他的研究人员们撰写的出版物中得以传承。

接下来的几十年里，显微神经外科超越了一系列外科专业，突飞猛进地发展。显微镜从20世纪60—70年代初期的一种新颖仪器演变成为神经外科医生最不可或缺的工具。随着显微外科成为神经外科的重要组成部分，美国、日本和欧洲的大多数神经外科中心都将临床显微外科培训整合到教育计划之中。如今，我们很难想象任何神经外科医生能在事先没有经过此类基础培训的情况下对患者进行显微手术。这种训练可以通过使用专门的实验室对大多数显微外科手术反复练习来优化。在这样的显微外科实验室中，学员可以熟悉显微镜和各种显微外科器械的使用。他们还可以学习显微外科干预的原则和方法，并不断提升在训练中获得的技能。在神经外科的许多领域及其他外科专业，在实验室环境中发展和完善的显微外科技能已在临床实践中被广泛应用。

目前，在世界的许多国家，显微外科仍是唯一需要培训认证的外科专业。主要是因为大学和医院现有的专业实验室数量还不足以支撑培训任务。因此，需要接受培训的外科医生和接纳这些医生的医疗机构必须解决发展所需的显微外科实验室这一关键问题。为了培养更多合格的外科医生，并持续提高对患者的医疗护理质量，我们必须切实解决这个问题。我们相信外科医生能够并愿意接受这一挑战，特别是神经外科医生能够胜任这项任务。为此，我们编写了这本书以呈现我们机构提供的显微外科训练，希望它能成为其他地方开发类似项目的铺路石。

参 考 文 献

[1] Murphy JB. Resection of arteries and veins injured in continuity—end to end suture—experimental and clinical research. Med Rec (NY) 1897;51:73–88

[2] Carrel A. Landmark article, Nov 14, 1908: Results of the transplantation of blood vessels, organs and limbs. By Alexis Carrel. JAMA 1983;250(7):944–953

[3] Kurze T. Microtechniques in neurological surgery. Clin Neurosurg 1964;11:128–137

[4] Jacobson JH, Suarez EL. Microsurgery in anastomosis of small vessels. Surg Forum 1960;11:243

[5] Donalghy RMP, Yasargil MG. Micro-Vascular Surgery. Stuttgart: Georg Thieme Verlag; 1967

[6] Jacobson JH II, Wallman LJ, Schumacher GA, Flanagan M, Suarez EL, Donaghy RM. Microsurgery as an aid to middle cerebral artery endarterectomy. J Neurosurg 1962;19:108–115

[7] Fisher M. Occlusion of the internal carotid artery. AMA Arch Neurol Psychiatry 1951;65(3):346–377

[8] Yasargil MG. Remarks on the history or brain revascularization (foreword). In: Abdulrauf SI, ed. Remarks on the history or brain revascularization (foreword). Philadelphia: Saunders; 2011;XV–XXXVIII

[9] Yaşargil MG. A legacy of microneurosurgery: memoirs, lessons, and axioms. Neurosurgery 1999;45(5):1025–1092

[10] Yasargil MG. Microsurgery: Applied to Neurosurgery. New York, NY: Thieme; 2006

[11] Link TE, Bisson E, Horgan MA, Tranmer BI. Raymond M. P. Donaghy: a pioneer in microneurosurgery. J Neurosurg 2010;112(6):1176–1181

[12] Yasargil MG. Microneurosurgery. Stuttgart: Georg-Thieme Verlag; 1984

[13] Lougheed WM, Marshall BM, Hunter M, Michel ER, Sandwith-Smyth H. Common carotid to intracranial internal carotid bypass venous graft. Technical note. J Neurosurg 1971;34(1):114–118

[14] Friedman A. Albert L. Rhoton, Jr., M.D. World Neurosurg 2011;75(2):188–191, discussion 192–203

[15] Rutka JT. Editorial: The Rhoton Collection and the Journal of Neurosurgery: expanding the reach of neuroanatomy in the digital print world. J Neurosurg 2016;125(1):4–6

致 谢

衷心感谢我们的老师——Robert F. Spetzler、Joseph M. Zabramski 和 Mark C. Preul（巴洛神经病学研究所，凤凰城，亚利桑那州，美国），Ken-ichiro Kikuta（福井大学，福井，日本），Vadim A. Byvaltsev（伊尔库茨克国立医科大学，伊尔库茨克，俄罗斯）和 Rosmarie Frick（苏黎世大学，苏黎世，瑞士）。我们从他们那里学到了很多知识，他们在显微外科技术方面的卓越成就是我们永远的榜样。

感谢由 Mark Schornak 领导的巴洛神经病学研究所神经科学出版办公室。感谢有才华的医学插画家 Peter M. Lawrence、Kristen Larson Keil、Jennifer Darcy 和 Fiona Martin，将我们的想法转化为精美且富有启发性的插图。感谢编辑助理 Samantha Soto 和 Rogena Lake 协调本书的准备工作，感谢制作助理 Cindy Giljames 负责图片准备工作。感谢编辑 Dawn Mutchler 和 Joseph Mills，以及主编 Mary Ann Clifft 和 Lynda Orescanin 对全书进行编辑并做了大量注解和改进。如果没有 Marie Clarkson 编辑视频，Gary Armstrong 提供拍照和录像设备帮助记录培训过程，本书将无法完美呈现给读者。

同时也感谢为显微外科培训提供器械和设备的公司及其代表——Joshua Truitt（Mizuho America，Inc）、Tony Bramblett（Kogent Surgical）、Zach Edgmon（Aesculap，Inc）、Brent Hartman（Medical Excellence Southwest）、Jody Strauss（Medtronic，plc）、Integra LifeSciences Corp，DePuy Synthes Companies 和 Guido Hattendorf（Carl Zeiss Meditec AG）。

最后，也是最重要的，深深感谢我们的家人。他们的支持和耐心使我们能够全身心投入到工作中去。

Evgenii Belykh, MD
Nikolay L. Martirosyan, MD
M. Yashar S. Kalani, MD, PhD
Peter Nakaji, MD
Phoenix, Arizona

视频列表

补充说明：本书配套视频已更新至网络，读者可通过扫描右侧二维码，关注出版社"焦点医学"官方微信，后台回复"9787504697875"，即可获得视频网址，请使用PC 端浏览器在线观看。

目　录

第1章　显微外科实践的哲学：传承自伟大思想家的四个基本原则

The Philosophy of Microsurgical Practice: Four Founding Principles Inherited from the Great Thinkers

Evgenii Belykh　Peter Nakaji　著

摘　要

显微外科训练的理念基于四个基本原则：①精确复制显微外科环境可使人熟悉并轻松掌握实际操作程序；②反复练习相同的技术可建立肌肉记忆并提高专注力；③充分准备和演练；④训练越来越复杂的显微外科任务以建立更高水平的技能，并通过能力进阶取得进步。这些原则的目的是如何在实验室环境中进行周密、有效、充分、持续的显微神经外科练习，帮助提高神经外科医生的手术技能。这些训练不仅有助于神经外科医生精炼手术技艺，提高专业能力，还能造福患者。

关键词

吻合，搭桥术，胜任力，刻意练习，专注力，动作，哲学，练习，训练

一、概述

脑血管手术富有挑战性，可以看作是一场神经外科医生与病魔的战斗，战场即为人体最复杂、最宝贵的区域——大脑。

有趣的是，我们思考和准备复杂的脑血管手术和搭桥手术的方式，与经典的哲学教义是一致的。最精巧的显微外科艺术是人类技术的巅峰之作。我们对显微外科训练的哲学借鉴了中国古代军事战略家和哲学家孙子、道家哲学家和思想家庄子，以及工业化革新和先驱者 Henry Ford 的观点。以下四个原则将帮助学员顺利通过显微外科训练，并构建培养训练有素、更自信、更有能力的神经外科医生的框架体系。

二、原则 1：地势

"夫地形者，兵之助也。"

——孙子

学员应持续加深对显微外科入路的认识。在特定的临床情况下，什么是可能的，什么是不可能的；什么是可以接受的，什么是不能接受的；什么是可逆的，什么是不可逆的；这些概念限制了我们的思维。我们头脑中的大多数限制本质上都来自心理、实践、经济或美学，它们是灵活的；而其他的，如生理学和解剖学上的限制，则比较死板。然而，即使被认为是绝对的技术和生理界限，也主要是因为我们对外科解剖学知识了解不足或缺乏对新技术、新技能的认识。许多神

经外科中心对脑血管搭桥技术的使用和效用有不同的看法。尽管如此，首要的原则为，神经解剖学知识仍然是永恒不变的、最基础的要求。了解自然的危险路径、可到达区域、安全区，以及血管系统的正常和病理位置，可使外科医生充满信心，为从事脑血管工作和脑血管疾病行搭桥术治疗创造舒适的环境。

理想的显微外科训练环境和模型应尽可能接近真实情况，尤其是在训练的最终阶段。

三、原则 2：动作

"许多贫穷是由于超重引起的。"

——Henry Ford

在我们潜意识中形成的动态刻板的动作可能比我们有意识形成的更深刻。神经外科专家在手中复杂、快速和准确的器械操作形成了一个连贯的刻板动作，可以分为几个简单的动作或招式。许多多余的动作，特别是对于早期学员来说，效率低下。为显微外科创造一个新的、连贯的刻板动作是困难的，但是忘记旧的、低效的刻板动作则更加困难。学习新的、有效的、连贯的刻板动作需要打破旧的刻板印象，并逐步建立新的刻板印象。

对于专门从事显微外科的神经外科医生来说，在实验室里反复练习将使他们养成进行显微血管吻合所需的特殊习惯，从而使手术的每个步骤都可以毫不犹豫地凭记忆完成。通过分步骤地重复练习，潜意识里很快就会意识到必须进行什么操作才能达到预期目标。随着这些步骤融合在一起，这个过程变得越来越流畅，这使得外科医生可以专注于更高层次的能力，外科医生根据个别患者的解剖学和临床的特殊情况，自由地有意识地专注于决策和调整手术步骤。

在完成了使显微外科的基本流程变得舒适和流畅的必要工作后，外科医生的精神和身体上可以得到放松，个人压力减轻，进而也缓解了手术配合人员的内在压力（图 1-1）。一个更放松的操作团队可以更顺畅地协同工作，轻松地处理流程中的小问题。

四、原则 3：准备工作

"夫未战而庙算胜者，得算多也；未战而庙算不胜者，得算少也。"

——孙子

要达到高度的专注力状态并不是靠简单的信念或意愿。这是一种通过严格的实践训练而获得的状态。然而，显微外科的基本技能不应该在治疗患者期间才熟悉和获得。神经外科医生应该效仿音乐表演者，他们不会让观众忍受无休止的排练；或者效仿拆弹小组，他们只有在不断地练习拆除假炸弹后才会拆除实弹。神经外科医生应该在患者术前通过练习来完善和保持这些技能。正如 Anders Ericsson 及其同事[1, 2]所指出的，刻意的练习可以提高个人手术技巧，增强了个人综合手术技能。几乎没有人会质疑这一断言，因为它有充分的证据支持[3, 4]。

准确、快速地吻合人类大脑中最细、最小的血管是一项艰巨的工作，应该给予适当的重视。

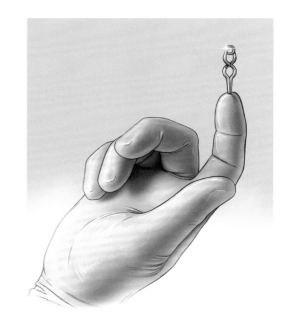

▲ 图 1-1　将动脉瘤夹放在指尖上保持平衡
这是对掌握显微神经外科所需的专注力和精确性的艺术隐喻

从破裂的动脉瘤瘤顶剥离穿支是一种坚韧而精确的行为，距离人类悲剧咫尺之遥。然而，这些及其他显微外科技术远远超过单纯的物理行为。正如顶尖运动员的表现既是身体上的，也是心理上的，显微外科也需要通过多年的严格训练和准备、沉着冷静和专注力来培养出一种心态。显微外科手术室没有空间让你焦虑、分心或烦躁不安。外科医生必须全神贯注并完全清醒。

大量的实践会带来高水平的可重复性，这会产生更好的结果，进而建立信心，实现螺旋式上升。

五、原则 4：做好"斗鸡四阶段"

纪渻子为王养斗鸡。十日而问："鸡已乎？"日："未也，方虚憍而恃气。"十日又问，曰："未也，犹应向景。"十日又问，曰："未也，犹疾视而盛气。"十日又问，曰："几矣。鸡虽有鸣者，已无变矣，望之似木鸡矣，其德全矣，异鸡无敢应者，反走矣。"

——庄子

任何新技能的学习都要经历四个阶段，包括无意识且无能力、有意识但无能力、有意识且有能力和无意识的有能力（图 1-2）[6]。了解这些阶段有助于认知他们在学习曲线上的个人位置，并设想他们在未来几年的职业生涯中需要获得的技能。因此，他们可以预见可能出现的错误，为复杂的显微外科技能习得的艰苦过程做好心理准备。这与当代心理学的观点一致，而这四个阶段在中国古代关于训练斗鸡的寓言中得到了很好的印证 [5, 7]。

第一阶段，学员了解显微吻合术的手法和技巧，甚至在人体标本上进行适当的操作。学员通常认为自己已经准备好在任何情况下为患者手术。然而，学员并没有体验过手术的真实情况。在假想的战斗中，学员赢得想象中的胜利。学员可能不关心患者是谁或是什么，因为所有的患者看起来都很相似。

第二阶段，学员可能会因为在实际手术中遭遇失败的经历而变得担忧。学员知晓手术行为可能造成的后果，但许多并发症是很难预见的。

第三阶段，学员取得了实实在在的胜利和程序性的成功。然而，学员仍然会有失望和渴望成功的矛盾情绪，这会对其表现有明显的影响。当外科医生的全部注意力集中于"战斗"中时，其他因素可能会侵入而不被察觉，并仍有可能毁掉这场"战斗"。

第四阶段，外科医生冷静而不情绪化。他（她）的形象代表了他（她）自己。技巧和器械动作看起来毫不费力、自然、灵巧。学员现在已经是高手了，他（她）已经用冷静的心态击败了对手。然而，应该注意的是，在直觉和灵巧的手术动作背后，有许多微小但关键的因素对手术领域的细节有影响，我们只有在经验丰富时才会开始理解。

为了赢得患者足够的信任，允许对他们的大脑（可以说是灵魂的位置）进行显微操作，外科医生必须完成一切必要的准备工作，才能配得上这项荣誉。这意味着完成长时间的专门学习，智慧地掌握适应证和技术，投入尽可能多的时间来熟悉、熟练、改进并最终掌握这些技术。这一过程是永无止境的，掌握这四个阶段可能意味着全部的职业生涯。我们不仅有学习的道德和伦理义务，而且有继续学习和推动这一领域向前发展的义务，直到随着医学的进步这些技能过时那一天。

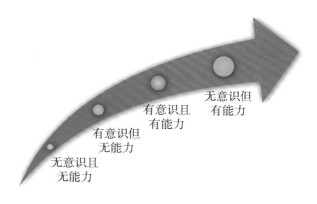

有意识但有能力 无意识但有能力 有意识但无能力 无意识且无能力

▲ 图 1-2 技能习得阶段示意图

参 考 文 献

[1] Ericsson KA. Acquisition and maintenance of medical expertise: a perspective from the expert-performance approach with deliberate practice. Acad Med; 90(11):1471–1486

[2] Crochet P, Aggarwal R, Dubb SS, et al. Deliberate practice on a virtual reality laparoscopic simulator enhances the quality of surgical technical skills. Ann Surg; 253(6):1216–1222

[3] Gélinas-Phaneuf N, Del Maestro RF. Surgical expertise in neurosurgery: integrating theory into practice. Neurosurgery; 73 Suppl 1:30–38

[4] van de Wiel MW, Van den Bossche P, Janssen S, Jossberger H. Exploring deliberate practice in medicine: how do physicians learn in the workplace? Adv Health Sci Educ Theory Pract; 16(1):81–95

[5] Tzŭ C. Chuang Tzŭ. Giles HA, transl. London: Bernard Quaritch; 1889

[6] Kavis M. The Four Stages of Cloud Competence. 2015. Available at: https://www .forbes.com/sites/mikekavis/2015/10/21/the-four-stages-of-cloud-competence /#3382fb1c183a. Accessed September 2010 and 2017

[7] Tarasov V. Art of Management Fighting. Tallinn: Kvibek Trade; 2002

第2章 第1天: 组建显微外科实验室所需的器械与设备
Day 1: The Organization of the Microsurgical Laboratory: Necessary Tools and Equipment

Evgenii Belykh　Nikolay L. Martirosyan　Mark C. Preul　著

摘 要

显微神经外科实验室的组建对于神经手术训练非常重要。在这章中,我们回顾了所需的关键设施,罗列了必要的设备,并探讨了显微神经外科的主要器械。

关键词

外视镜,显微镊,显微外科实验室的设置,显微剪,显微外科器械,手术显微镜

一、显微外科训练实验室的组建

显微外科训练实验室需要由一名高水平的神经外科医生来担任领导,他可以对实验室的工作进行有效的监督与指导,具备经认证的履历,并且与学员的关系融洽。现代显微外科实验室的工作范围从仅使用人造材料的训练到使用生物材料(如动物和人的胎盘)、尸体组织和动物。涉及人工材料以外的训练活动将需要适当的设施、工作人员和机构的批准和检查,特别是使用活体动物或尸体组织作为训练的一部分。

由于实验中心的活动是学习具体的神经外科技术或操作,这些活动最好由神经外科所属的医院或大学进行协调。大多数实验室允许不同专业的临床和教育部门共享其设施。允许24h使用(包括周末)有助于为平时比较忙碌的专业人员提供尽可能多的获得显微外科实训的机会,这有助于最大限度地利用好这些昂贵的显微镜和实验室资源。理想情况下,协调管理人员会为学员制订一个可行的训练计划和时间表。实习医师或初级住院医师已掌握了基本的神经外科操作技术,但还没有机会在患者身上进行相应的手术操作,他们有更灵活的时间进行理论学习和实践技能训练。即便是经验丰富的神经外科医生也将获益于在职培训,以保持他们的显微外科技术。这种继续教育提高了手术室里的工作效率,同时也提高了手术成功率。有人认为,需要进行≥ 10 000h 的训练(包括手术决策)才能成为有能力、自信且技术娴熟的神经外科医师。

二、实验室设置

理想情况下，实验室应设立在远离临床科室以外的场所，靠近动物饲养舍。由于管理条例，以及来自动物、尸体和其他生物组织的处理过程中潜在的污染，使用这些材料的训练活动必须与患者护理区域隔离。一个配备齐全的显微外科训练实验室还应设有手术室和会议室。会议室应包括一个图书馆（配有显微外科视频、书籍和论文），配备有计算机工作站，可提供访问医学网站及查阅文献，并配有用于存储数据的服务器。鉴于许多医疗机构对研究空间的需求已经很高，这样设施的建立可能是比较困难的。但实验室应有≥1个固定的区域，使学员不受干扰，并能够使用适当的仪器和手术显微镜等可视化设备，以进行专项培训。

在实验室内，一个理想的手术室面积应＞20m²（约＞215平方英尺）的空间，房间光线充足、通风良好，配有光学性能优良的显微镜和手术台。手术椅的放置方式应确保2个人（培训师和学员）可以相对地一起进行每项练习。最理想的情况是手术椅与手术室使用的椅子类型相同。椅子应该是舒适的、有扶手，并且应该能够调整高度。具有带有供水系统的水槽，以及用于清洗和消毒操作工具的盆。生存相关实验的研究项目所需要的特殊消毒设备和无菌空间对于涉及动物处死的训练项目并不是必需的（图2-1）。一般情况下，实验室应该有专用的冰箱或冰柜，用于训练用的生物组织的存储，以及存放甲醛固定标本的通风橱。

所有在实验室工作和受训的人员都需遵守实验室研究和培训的规章制度。实验室工作人员和受训人员应定期接受和完成生物安全、负责任的科研行为以及动物护理和使用方面的认证课程［在线协作机构培训计划（collaborative institutional training initiative，CITI）或同等培训］。在大多数情况下，学员在接触动物之前还应接受当地兽医的简短指导。

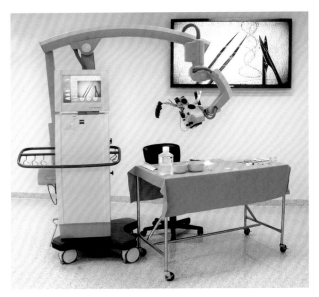

▲ 图 2-1 亚利桑那州凤凰城巴洛神经病学研究所神经外科研究实验室的显微外科搭桥工作站

因为实验室里有昂贵的设备和仪器，实验室应当具有相应的电器安全措施，并在电器不使用时将其上锁。只有经过批准的人员才能进入实验室。在实验室接受培训的住院医师和其他受训人员应与实验室的工作人员保持联系，以确保丢失和损坏的仪器得到及时的更换。

三、材料与设备

为了有效地进行显微外科手术，即使是在练习阶段，神经外科医生也须拥有一套基本的设备。这包括手术显微镜、显微外科器械及缝合材料。任何用于显微外科训练的器械都应符合临床外科所需条件。训练中所使用的显微外科器械的质量与临床手术中使用的器械一样时，这样的训练更加贴近于临床实战。实验室使用的主要设备有手术显微镜、外科放大镜、外视镜、显微外科器械（显微持针器、显微镊、显微剪、显微血管夹、夹持器、手术刀）、双极电凝、牵开器、冲洗器和冲洗液、吸引器、吸收性明胶海绵、纱布、缝线和针、染料、垫片、高速动力钻和各种刺激装置。

（一）手术显微镜

理想情况下，训练用的手术显微镜应与手术中使用的显微镜类型相同或相似。为了能有效操作现代手术显微镜，需要提前进行一些训练，训练用显微镜与手术室临床用显微镜的一致性将使学员能够更好更平顺地适应手术室的操作。这种显微镜的主要结构与许多学生在高中或大学生物课上使用的显微镜相似，但有一些重要的区别（图 2–2）。

学员必须能够自信地调整和操作显微镜。大多数神经外科手术都是在相当高放大倍率（4～40倍）的显微镜下进行的。因此，在神经外科训练实验室练习手术技能的一个方面就是在放大的解剖环境中熟悉和实践专业知识。

手术显微镜应该牢固地固定在操作台上，或者应该有一个坚硬平台的重型底座，以保持其自身稳定并尽量减少振荡。现代显微镜有一台内置电脑和专用软件，可以控制显微镜镜头的位置和录制视频的摄像头。显微镜的工作头包括 1 个主物镜和 1 个指向手术区域的放大倍率变换器，2 套供外科医生和助手使用的可切换位置的双目目镜，以及带有多个可编程按钮的手柄，用于改变焦距和放大倍率，开始和停止录像，以及激活荧光、释放和重新定位显微镜（图 2–3）。手术显微镜还配备了便携式脚踏控制板（也称为脚踏板或脚踏开关），带有可编程按钮和类似于手把的功能。

现代手术显微镜配有一个电动泵，为显微镜的平稳移动提供动力。平衡良好的显微镜头可以通过手柄、脚踏控制板或口控开关向多个方向移动（图 2–4）。为外科医生开发的一种头戴装置，虽然没有被包括在标准的显微镜配置中，但是因其允许解放双手实现显微镜定位而逐步被外科医生接纳。外科医生和对面观察助手的显微视图是3D 的，这是因为两束空间分离的光束分别投射在 2 个目镜中，进入术者眼中。然而，侧面观察者的视图不是 3D 的，因为观察者的目镜接收的是来自侧面分束器的同一束光（图 2–5）。由内置光源通过物镜同轴照射手术视野。同轴照明对于深部病灶是绝对必要的，在涉及深部手术操作的训练中需要同轴照明设备。

尽管各种现代神经外科显微镜的结构很复杂，但使用原理是一样的。显微镜通过以下基本调整步骤获得最佳视野：①调整目镜瞳孔间距；②单目镜放大率与屈光度设置环进行视力校正；③变焦（放大）；④焦距，手动（基本型号）或自动（高级型号）。

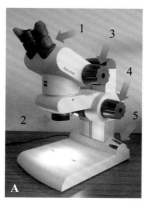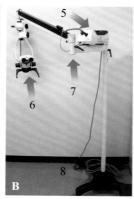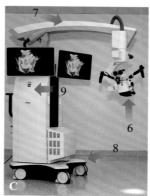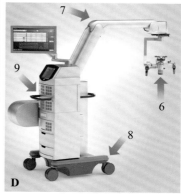

▲ 图 2–2　现代显微镜

A. STEMI DV4 实验室级台式立体显微镜（Carl Zeiss，Inc.）；B. 莱卡手术显微镜（Leica Microsystems，GmbH）；C. 蔡司手术显微镜（Kinevo 900，Carl Zeiss Meditec AG，Inc.）；D. HS 5–1000 手术显微镜系统（Haag-Streit Surgical）。1. 目镜；2. 物镜；3. 变焦调节旋钮；4. 焦距调节旋钮；5. 亮度调节器；6. 镜筒（工作头）；7. 活动臂；8. 底座；9. 内置电脑（经许可转载，图片由 Evgenii Belykh，MD 和 Haag-Streit，USA 提供）

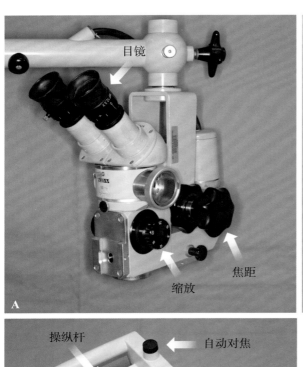

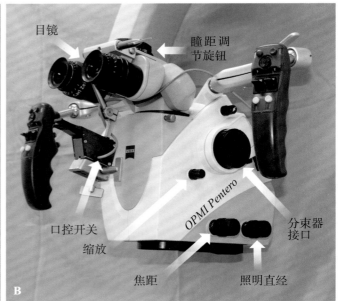

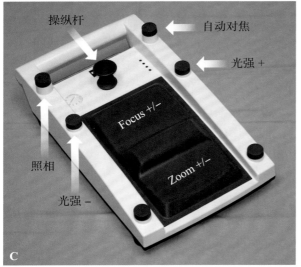

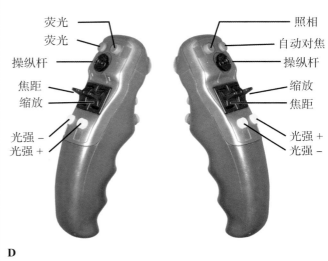

▲ 图 2-3 显微镜的调节和控制器

A. 蔡司 OPMI 1；B. 蔡司 Pentero；C. 脚踏控制板；D. Robert F. Spetzler 博士推荐的带有编程按钮的手柄。注意，目镜具有眼睛屈光度调节环和软性眼杯，并且可调节长度

外科医生通过将眼睛放在离目镜 1 英寸（≈2.5cm）的位置来调整适当的瞳孔间距。调整时首先确定小的圆形光场应该单独可见，然后转动调节旋钮，直到 2 个圆圈完全重叠。大多数显微镜在旋钮附近有一个瞳孔间距刻度，便于快速设定。通过反复练习，学员应当记住自己瞳孔间距的确切数值。

改变放大倍率时，目镜屈光度校正对于保持

显微镜焦点至关重要。如果操作者的视力无须校正，目镜屈光度应设置为 0。近视或远视的术者如果不戴眼镜进行操作，应根据其个人佩戴眼镜的度数调整目镜的屈光度设置。或者术者（特别是对于校正 ＞ 3 个屈光度的术者）可以戴着眼镜使用显微镜。使用显微镜时，应将目镜上的眼罩调整到最小，以确保整个视野可见。在一些显微镜上，应该把橡胶杯从目镜上取下，以便戴眼镜

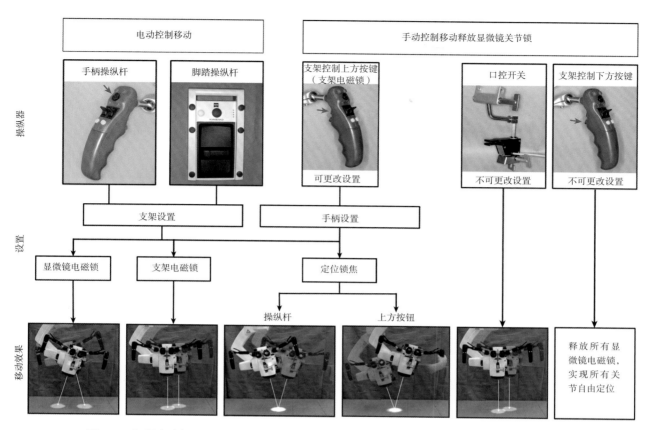

▲ 图 2-4　机器人式智能控制下的显微镜移动模式示意图（Kinevo 900，Carl Zeiss Meditec AG）
显微镜可以通过电动控制和手动控制两种方式实现移动。手柄和脚踏上的按钮和操纵杆可以实现显微镜的全面操控。口控开关和支架控制下方按键是固定的，无法更改设置

时能看到整个视野。

　　显微镜透镜的焦距对手术影响不应忽视。在旧型号的手术显微镜和最新的实验室级立体显微镜中，总焦距受物镜焦距的显著影响。在这种显微镜中，焦距显示在透镜的框架上，它必须与镜头和计划手术目标之间的距离相对应。物镜具有不同的焦距（如 200mm、250mm、300mm、400mm 等），并且可以在手术前切换，以适应较长（脊柱手术中 40~50cm）和较短（颅骨手术中 20~40cm）的工作距离。大多数现代手术显微镜都有一个可变聚焦系统（变焦物镜），可以连续调整工作距离和放大倍率进行近距离定位和远距离定位，而无须更换物镜。

　　显微镜的总放大率取决于物镜的焦距以及目镜、放大率变换器和物镜三个关键光学元件的放大系数（图 2-6）。目镜的放大倍率通常为 10 倍或 12.5 倍，但是对于定制的训练立体显微镜，可以选择更高的放大倍率（20 倍）。

　　手术显微镜的放大倍率变换器组件与实验室立体显微镜有显著差异。根据手术显微镜的配置，放大倍率变换器最多可含 3 个用于放大倍率调节的部件，包括带有集成的两级手动放大倍率变换器的可折叠双目管（1.0 倍或 1.5 倍的放大倍率），额外的三级手动放大倍率变换器（1 倍、0.6 倍和 1.6 倍），以及电动变焦物镜装置提供了 0.4~2.4 倍的放大倍率的无级变化。视野直径取决于放大倍率，为 1~10cm。

　　清晰视野（即焦深）是指通过显微镜在一定距离内清晰可见的手术伤口的深度范围。这个深度取决于透镜的焦距、放大倍率和显微镜的光学系统。在现代显微镜中，清晰视野足够深，可提供手术视野中深部和浅部结构的清晰和聚焦的

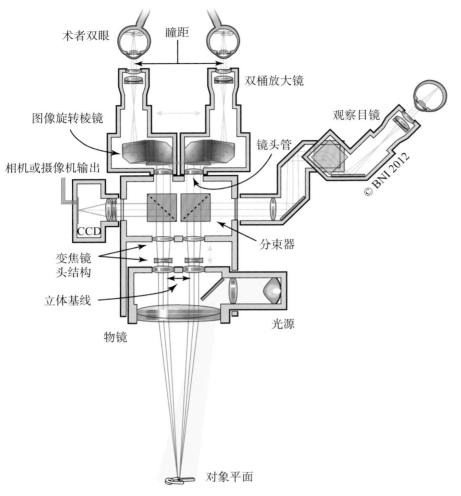

◄ 图 2-5　光线路径及手术显微镜的光学组件

术者双眼　瞳距　双桶放大镜

图像旋转棱镜　镜头管　观察目镜

相机或摄像机输出

© BNI 2012

CCD　分束器

变焦镜头结构

立体基线

物镜　光源

对象平面

视图。必须调整焦距，使焦深略高于物体，从而外科医生能够清楚地看到器械尖端和手术视野。外科医生应先将显微镜焦距调整到最高放大倍率，然后将设置恢复到最低放大倍率。这样做可以使物体在随后改变放大倍率时保持在焦点上。任何学员都应掌握调整显微镜的算法（表2-1）。

训练中使用显微镜必须控制光强和放大率。最适合实验室使用的显微镜有一个内置的白色光源（通常是卤素），放大倍率为2～40倍，焦距为200～400mm。在训练显微镜上还应安装一个双光学系统或连接到监视器上的内置摄像机，以便教员和受训人员能互相观察对方的技术。该系统使教师能够指导学员并对学员的技能进行

评估。

录像的使用有助于训练后对技术的评估，拍摄学员的显微外科操作过程，以供自我分析，并在以后与导师讨论。训练过程的操作视频可以截图，这些照片可以用于出版物。此外，术中图像可以作为插图素材。

便携式台式立体显微镜适用于初始和持续的干式显微外科训练。然而，台式立体显微镜通常焦距较短，除非他们是定制的，否则不能实现在深部手术领域中使用长器械。相比之下，常规的训练显微镜，如 OPMI 1（Carl Zeiss Meditec，Inc.）和更高级的显微镜，具有更长的焦距和灵活的悬挂系统，被认为是训练实验室的最佳选择（图2-2）。在某些方面，外科医生可以被比作战

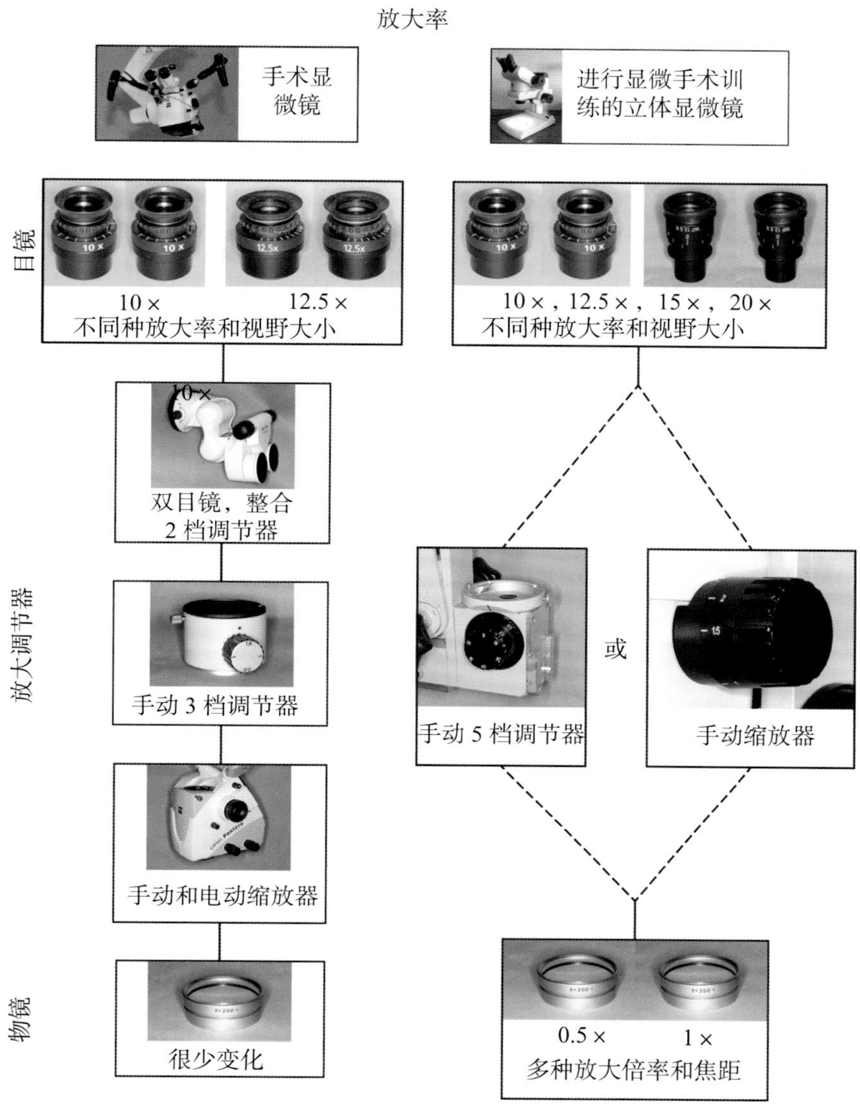

放大率

▶ 图 2-6 用于调节放大倍率的手术显微镜的光学组件示意图

左列：术中必须适当调节的手术显微镜元件；右列：用于显微外科训练的立体显微镜光学元件。将长焦距、低倍率物镜（0.5×）与高倍率目镜（20×）相结合，可以增加工作距离，使实验室立体显微镜适用于长轴器械的显微外科训练，同时仍保持高倍放大倍率（经许可，转载自 Creative Commons Attribution-Share Alike 2.0 Generic license. ）

表 2-1 在整个放大过程中调整显微镜以得到稳定持续清晰图像的方法

步 骤	方 法
1	将显微镜置于平面物体上方，工作距离为 20～25cm
2	将显微镜调至最低放大倍率
3	调整目镜上的屈光度调节环至 0 屈光度
4	透过目镜观察，清晰地对焦图像
5	将显微镜调至最高放大倍率，并校准微焦距直到图像清晰
6	不改变工作距离，将显微镜调回至最低放大倍率
7	将目镜上的屈光度调节环调至最大正值（+5 屈光度）
8	透过目镜观察，缓慢向负屈光度方向转动屈光度调节环，直到图像再次清晰

该方法从调整目镜开始。第一只目镜调整完成后，重复整个步骤以调整第二只目镜（经许可，转载自 Kinevo manual, Carl Zeiss Meditec AG.）

斗机飞行员，即使其他人执行实际的引擎维护，他们也必须研究飞机引擎的操作才能非常熟悉它。因为显微镜是手术室设备的重要组成部分，学习显微镜的正确操作、保养和维护是外科医生工作中十分必要的一部分。术前，外科医生应检查显微镜的电子系统、机械系统和光学系统三个重要系统。电子部件包括操纵器、脚踏控制板和光源。为确保显微镜对外科医生命令作出准确响应，应测试手柄和脚踏控制板。手柄和脚踏控制板上的按钮和开关应事先按神经外科医生最习惯的方式进行编程（图 2-3 和图 2-4）。如果显微镜光不够亮或灯的剩余寿命短（基于使用的总小时数，通常 ≤ 500h），则应提前更换，以防止在操作的关键步骤中失去照明。其他检查包括显微镜在手术室中的正确位置，手术助手目镜的正确位置，以及显微镜头的平衡，确保其能平稳且易于移动。最后，所有的镜片都要清洗，尤其是物镜，因为它经常被血和溶液弄脏。清洁后，可以对透镜进行必要的光学调整。

手术显微镜的设置

准备使用手术显微镜时，应遵循以下顺序。

1. 物镜焦距（f）应当与显微镜到手术视野的距离相对应。通常，f = 20cm 用于表面手术，f = 40cm 用于脊柱手术，f = 30cm 用于颅脑手术。

2. 根据手术情况准备助手镜，如面对面（用于脊柱和显微外科训练）或侧分束器端口（用于颅脑和显微外科训练）。放置位置通常是手术部位所在的大脑半球对侧，即右侧入路时，助手镜位于左侧。

3. 检查显微镜的所有电子设备、机械和光学部件的功能，包括旋钮和电子开关，确保能有效控制光源、放大功能、聚焦和电磁锁等。

4. 平衡显微镜。

5. 调整目镜的瞳孔间距。

6. 调整目镜杯，使整个视野可见。

7. 双眼分别调整目镜上的屈光度设置。

8. 把显微镜的放大倍率调到最低。

9. 用无菌罩盖住显微镜。

（二）手术放大镜

与高成本显微镜（价格为 10 000～500 000 美元）不同，手术放大镜（价格通常在 20～1000 美元）是一种更便宜、更灵活的仪器。然而，手术放大镜是不能调节的，而且它们不能提供必要的放大倍率来支持更多的显微外科操作。它们只提供低分辨率视图（通常的放大倍率为 2～8 倍），这使得在某些操作过程中手术放大镜很难保持清晰的视图。镜头工作距离可以是固定的，也可以调节（眼睛和术野的距离）。在购买个人手术放大镜之前，外科医生应该确定他们个人的最佳工作距离。虽然手术放大镜被认为是个人物品，但是具有可调节瞳孔间距的手术放大镜可以由多人共享，节约很大的经济负担。

（三）外视镜

外视镜是外科医生另一种技术先进的工具，用于提供术区放大视图。外视镜结合了内镜和显微镜的特点。外视镜的光学元件被放置在切口外面，就像显微镜一样，但是图像显示在监视器上的方式与内镜功能类似。外视镜可显示高质量的 2D 或 3D 图像，实现了手术视野的可视化，放大倍率范围为 2～40 倍（图 2-7）。目前，外视镜技术刚被引入到神经外科医生使用的手术室设备中，但在不久的将来很可能与手术显微镜一起常规使用。一些外视镜有一个机器人定位臂，通过使用神经导航输入或使用脚踏板上的控制器实现控制，自动将外窥镜与所需轨迹对齐。这种释放双手控制为手术室提供了一种全新的可视化方式，增加了外科医生在狭窄复杂的解剖空间内处理深部结构时的舒适度。我们在实验室使用外视镜的经验表明，它结合了高倍率与高分辨率立体视图，便于显微外科操作，其使用效果与标准手术显微镜相媲美。

（四）显微外科器械

显微外科技术不仅取决于外科医生的训练程

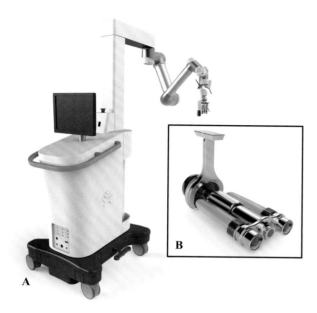

▲ 图 2-7　外视镜技术将手术显微镜的可视化能力和小型摄像机的灵活性与工效学相结合

操作者在监视器上看到的手术视野图像与通过内镜看到的图像相同。A. 主机设备、监视器和机械臂；B. 外视镜光学单元和照明灯（经许可转载，图片由 Synaptive Medical, Inc. 提供）

度，还取决于外科医生使用的器械的质量。手术的实际效果取决于显微外科器械的使用，器械越好，显微外科效果越好。器械极薄的尖端很容易弯曲，可能无法准确夹持缝合材料和组织。使用损坏的器械，即使在显微外科练习中，会造成不必要的困难、沮丧和焦虑。最终的结果往往是手术失败，而且，外科医生或学员必须专注于如何克服那些本来可以很容易避免的障碍。因此，尝试用不完美的显微器械训练是浪费宝贵的时间。即使是在实验室里，使用劣质器械工作也没什么高尚的。

　　理想情况下，每个学员都应该有一套个人的显微外科器械，并为其定制一个器械盒。每个学员还应有一个单独的显微镜，或者在训练期间分配和保证一段使用实验室显微镜的时间。在日本、美国和中国的一些神经外科中心，学员可以获得由临床医院或大学提供的个人显微外科器械。然而，显微外科器械的高成本使得并不是每一个学员都能获得如此慷慨的资助。因此，训练

实验室应常备有几套基本显微外科器械供个人使用。不同公司生产的显微外科器械在质量和价格上有很大差异。我们推荐非磁性钛或高级不锈钢防腐显微外科器械。

　　外科医生在选择显微外科器械时，应注意手柄的形状，因为手柄的形状会影响外科医生操作器械的能力。大多数手柄形状是扁平或圆形的。枪状器械用于深而窄的手术野。枪状器械可防止手和手柄在手术操作过程中与显微视野重叠。大多数手柄上都有凹槽或波纹，以增加表面摩擦力和防滑性。随着经验的增长，每个神经外科医生都会根据自己的喜好来选择器械的类型和握持方法。

　　显微外科工具最重要的特点之一就是其脆弱性。仪器的尖端可以用 1/1000 英寸来测量，相当于 10-0 缝合线的厚度。以下几个简单的操作规则可以使器械长期处于良好状态。

　　(1) 不要将器械放在器械盒以外携带，如果器械意外掉落，则更容易弯曲。无论器械是脏的还是干净的，携带时都要放入器械盒内。

　　(2) 不要用一只手持多个器械。

　　(3) 务必逐个清洁器械。

　　(4) 不要将显微外科器械与其他外科器械混用。

　　(5) 不要将显微外科器械的尖端接触到其他硬金属物体。

　　(6) 为避免生锈，不要长时间使器械潮湿或在使用前过早对器械进行高压灭菌。

　　(7) 不要在尸体或其他非活体组织上使用器械，因为根据规定，这些器械必须与活体手术中使用的器械分开清洗和储存。所有用于活体手术的器械必须是无菌的。

　　遵循这些简单的规则将有助于保持显微外科器械长时间处于完美的状态。这样做也会带来更好的训练体验而且会促进提高更多手术的技能。

1. 显微持针器

　　显微神经外科训练时，显微持针器是可选的，因为在大多数情况下可以用显微镊替代。许多神经外科医生使用显微镊作为显微持针器，部

分原因是它避免了在缝合时频繁更换器械。持针器可带或不带锁定装置。锁定持针器不用于显微外科，因为当锁定或打开时针尖会移动。标准的小型不锈钢显微持针器，具有弯曲的尖端，适用于进行初级的显微外科训练。相对于显微镊，显微持针器的优点是可以牢牢固定缝针。而且，在某些情况下，使用持针器是有利的。例如，具有长圆形手柄和弯曲尖端的持针器（图 2-8）对于在深而窄的手术通道中进行吻合可能特别有用。

2. 显微镊

显微镊使用是训练和临床实践的必修课。可以购买到不同的尺寸、不同的尖端形状和手柄样式，以及由不同的材料制成的显微镊（图 2-9 和图 2-10）。显微镊用于固定缝线、夹持缝针和组织，也可用于打结。这些极细尖端的显微镊（尖端直径为 0.1～0.2mm）对于处理直径为 ≤ 1mm 的血管至关重要。显微镊应用于处理最脆弱的组织，而不应在手术的大体阶段使用，即使在实验动物身上也不应使用，因为尖端可能会弯曲或以其他方式变形。

3. 打结镊

打结镊有一个平坦的平台（图 2-10）和略微凸起的尖端，以便于抓持和固定缝线。这个平台可以使尖端均匀地闭合，不产生过大的压力，这样就可以在不破坏缝线的情况下平顺地打结。

4. 血管扩张器

血管扩张器是一种特殊类型的镊子，具有锥形平坦的尖端（图 2-10）。这种形状便于将器械插入血管腔内。然后可以打开血管扩张器，以精细地扩大血管口径。对于实验室训练和临床实践，血管扩张器是有益的，但不是必需的。

5. 显微剪

对于浅部手术区域的显微外科操作，尤其是刚开始接受显微外科训练的学员来说，短直型显微剪更实用，因为它们比尖端相对长的器械操作更为精准（图 2-11）。然而，在大多数情况下，深部神经外科手术入路需要使用长的显微剪，可以是直的、枪状的（图 2-12），也可以是单轴的（图 2-13）。显微剪是锐性解剖蛛网膜的主要器械，有不同类型的手柄和尖端。用手紧紧握住显

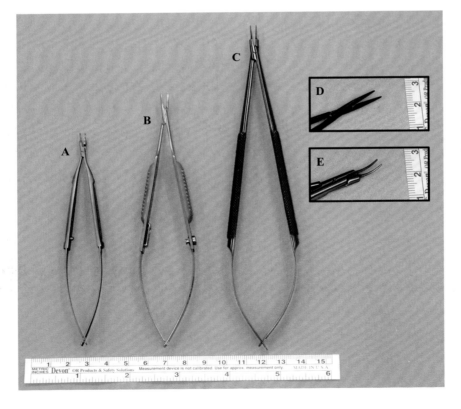

◀ 图 2-8 显微持针器

小持针器用于浅部搭桥手术，而长柄器械、尖端弯曲的持针器用于深部手术区域的吻合。A. 钛（6.6g）（Charmant, Inc.）；B. 不锈钢搭配塑料手柄（Aesculap, Inc.）；C. 不锈钢长手柄（Mizuho America, Inc.）；D. 粗直的尖端；E. 细弯的尖端

钛制非磁性显微镊　经典珠宝显微镊　圆柄显微镊

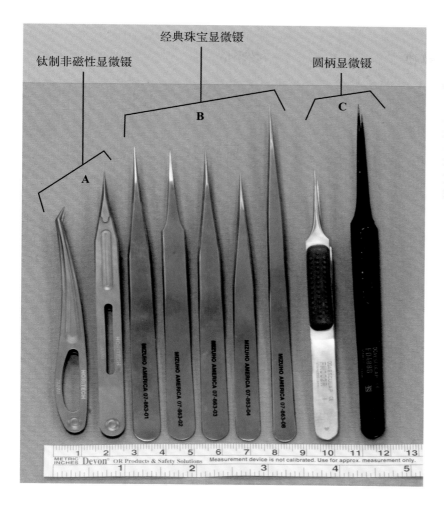

◀ 图 2-9　显微镊
A. 轻型钛制非磁性显微镊（Charmant, Inc.）。B. 不同宽度和长度尖端的经典珠宝显微镊。从左到右，前 2 个为粗头，第 3 和第 4 个为极细头，第 5 个为长尖头（Mizuho America, Inc.）。C. 具有圆形手柄的显微镊（Aesculap, Inc.），可以进行平滑且精细的旋转操作

微剪手柄，然后用指尖平稳地操作，以使显微剪尖端做出精细和准确的动作。有几种类型的手柄形状被专门设计用来改善显微剪操控性能。手柄可以是平的或圆形的，可以有额外加长的杆，可以有各种防滑表面。深部手术时使用长的显微剪，浅部手术时使用短的显微剪。使用长度不合适的显微剪会导致手的姿势笨拙、疲劳和性能下降。显微剪和显微镊一样只能用于精细组织的操作。为了保持锋利度，用于修剪血管的显微剪只能用于此操作，应使用另一把剪刀用于显微解剖。对于颅底解剖，显微剪必须坚固；应该由一种超硬的特殊合金制成，并且应该更厚。实验室训练的内容包括学习如何根据特定的手术情况选择合适类型的显微剪（图 2-11）。例如，使用钝头剪进行血管解剖可以防止动脉瘤或血管的刺伤，但仍然可以很容易切断组织。相比之下，使用尖头剪进行这种操作，则有更高的意外刺伤和出血风险。

显微剪有各种类型的尖端，以适应各种手术需要和特殊的解剖方式。一个关键特征是尖端的形状，它可以是平直的、弯曲的或成角度的。平直的尖端是最普遍的，非常适合于表面解剖。轻微弯曲的尖端在深部、狭长的手术通道中更为合适，可精准控制其位置。月牙形的扁平、略微成角度的尖端也有同样的作用，此外，在剪切组织的过程中允许其轻轻提起组织平面。为了在困难的外科解剖角度下进行解剖，尖端的角度需要更大（图 2-11）。根据解剖需要，尖端可能是钝或锐利的。由于使用的材料和厚度不同，刀尖的硬度也不同，这决定了剪刀是用来剪切脆弱的组织还是坚硬的组织（显微血管手术还是颅底肿瘤手术）。

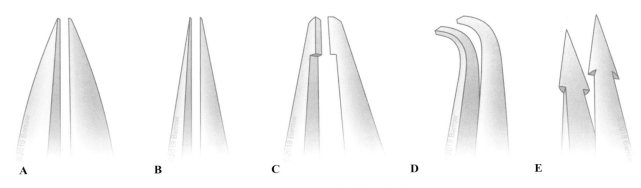

▲ 图 2–10　显微镊尖端的形状类型

A. 宽且粗的尖端；B. 窄且细的尖端；C. 尖端有平台（用于打结）；D. 弯曲的尖端可以用于伸入血管底部及深部术区操作；
E. 锥形平坦的尖端（用于血管扩张）

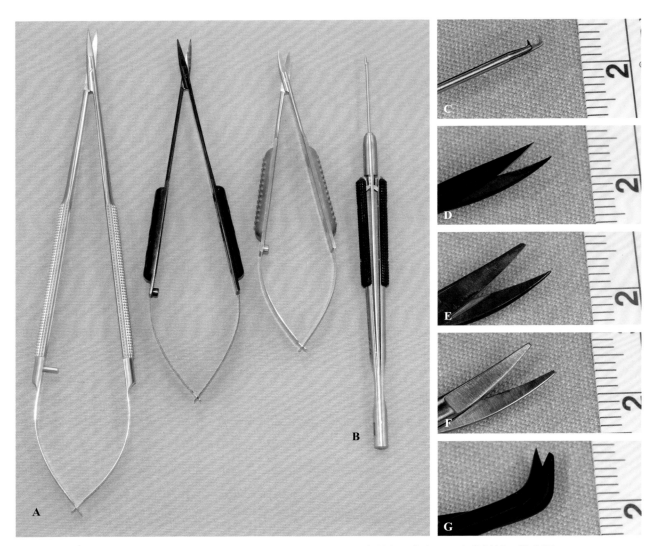

▲ 图 2–11　显微剪手柄有多种长度配合不同刀刃锋利度、曲率及硬度的材料可供选择

A. 3 种剪刀展示了不同长度的柄和轴，以便在浅表和深部通道中进行操作；B. 新型单轴器械能最大限度减少视野遮挡，并
通过微侵袭锁孔入路对目标进行操作；C. 60° 动脉切开显微剪；D. 锐利的尖端；E. 有一个锐尖和一个钝尖的剪刀头端，用
于动脉切开时插入血管内；F. 钝头，此类器械能够安全地进行钝性解剖；G. 尖端侧弯的剪刀，用于深层和拐角处的操作

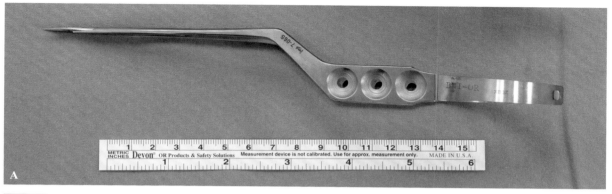

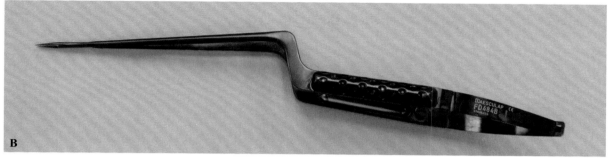

▲ 图 2-12　枪状显微剪

A. Yaşargil 经典枪状显微剪；B. 增加角度的枪状显微剪，旨在减少手部对视野的遮挡，黑色涂层可以减少光线的反射

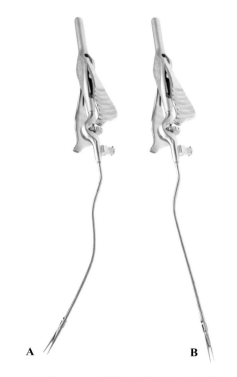

▲ 图 2-13　可弯曲的镍钛合金显微剪

A. 这类显微剪可以根据需要进行塑形；B. 经加热灭菌后，显微剪恢复到初始的形状（经许可转载，图片由 Peter Lazi，lnc 提供）

6. 显微血管夹

显微血管夹有许多不同的类型（图 2-14）。可以单个应用，也可以成对配合应用。在单夹类型中，Mayfield 和 Kleinert-Kutz 类型的优势在于可以用组织钳固定，而 Sugita、Yaşargil 和 Spetzler 类型需要配套的夹持器。夹子由钛或钢合金制成。现代的夹子兼容磁共振成像检查，但必须检查旧夹子以确定它们是否是顺磁性的。夹子可按其闭合力分为临时型（闭合力为 50～85g）和永久型（闭合力为 105～185g），其中 g 为夹子施加的重量（单位 g）。按照惯例，临时型夹子的颜色与永久型夹子的颜色不同，它们也按大小着色，以匹配相应的夹持器。夹子有不同的形状，直的、弯曲的和开窗的，因此单个或组合夹子将适用于各种形状的动脉瘤。在端-端吻合过程中，可以使用夹子合拢器来更加容易地拉近血管末端。简易方法是可以用 2 个 Mayfield 或 Sugita 的夹子，将 1 根折叠得很紧的纸条插入每个夹子的环中，使它们保持平行。根据训练的目的选择临

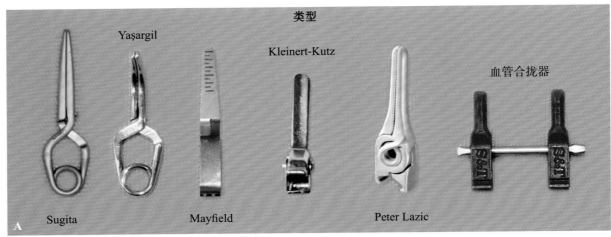

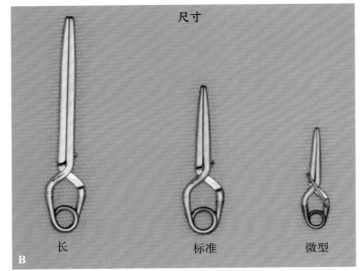

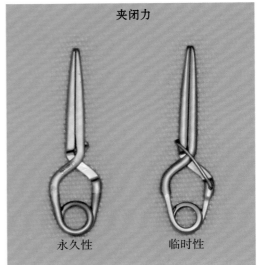

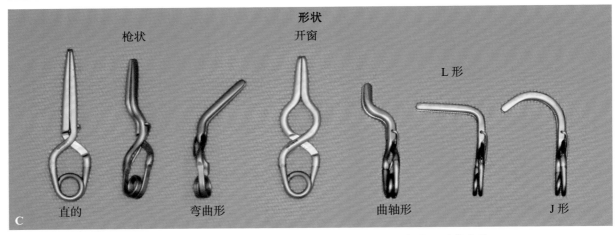

▲ 图 2-14 神经外科血管夹，可按类型、尺寸、夹闭力和形状分类

A. 最常用的血管夹类型是螺旋弯曲的 Sugita 和 Yaşargil 血管夹。不太常用的是带单弯头端扁平的 Mayfield 血管夹和 Kleinert-Kutz 弹簧夹。Peter Lazic（Peter Lazic，GmbH）血管夹有一个反向打开的设计，最大限度减少夹持器对手术视野的阻挡。合拢器用来把血管的两端连接在一起以便吻合。B. 血管夹的尺寸可以从微型到长型，并且它们施加的压力可以是暂时或永久的。C. 血管夹的形状包括直形、枪状、弯形、开窗形、曲轴形、L 形和 J 形（经许可转载，图片由 Peter Lazic，Inc. 提供）

时型或永久型夹子。用夹子暂时夹闭血管必须谨慎，以免损伤内皮。

7. 夹持器

夹持器与夹子配套使用。它允许平滑地打开或闭合夹子的叶片。有的夹持器有一个手柄，可以使前端 360° 旋转，而有的夹持器有一个固定的形状和用于固定夹子的锁定装置（图 2-15）。

8. 手术刀

在临床手术中，外科医生使用一次性刀片切开皮肤和硬脑膜。一些神经外科医生更喜欢使用特殊的钻石刀片对最精细的结构进行精确的显微解剖（图 2-16）。然而，实验室可以通过使用刀片和刀柄来控制经济成本，它们既便宜又容易获得。应谨慎操作，以避免刀片装入刀柄时的意外伤害。

（五）双极电凝镊

双极电凝镊不是实验室必备的设备，因为止血可以通过结扎或用棉签加压来完成。在显微外科实验室中通常避免使用双极电凝，由于双极电凝可引起小动物血管痉挛，导致显微吻合失败。然而，在临床显微神经外科手术中，双极电凝镊是止血、钝性解剖，甚至牵开组织的基本工具（图 2-17）。良好的双极电凝镊对于创造一个清晰的无血术野是必不可少的，尤其是对于大型动物模型实验和人体手术。在过去 10 年中，双极电凝镊的主要改进在于所使用的尖端材质，如镀金镊尖和集成冲洗器以减少组织粘连；陶瓷绝缘镊尖可以避免附带的热损伤。

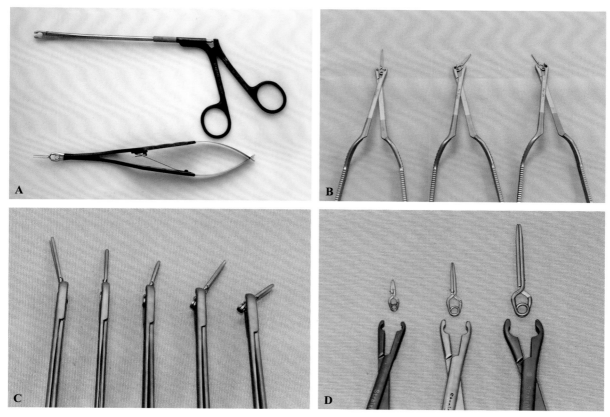

▲ 图 2-15　动脉瘤夹持器

A. 上图为可 360° 旋转的单轴夹持器，主要用于狭窄的手术路径（Aesculap, Inc.）；下图为带有锁定功能的标准枪状夹持器（Aesculap, Inc.）；B 和 C. 不同夹持器夹持血管夹的方式和移动的方向不同（水平或垂直）；D. 不同夹持器可夹持血管夹的大小也不同

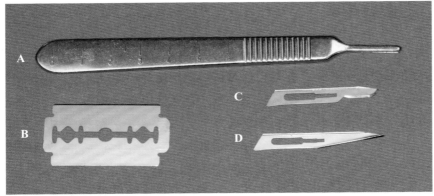

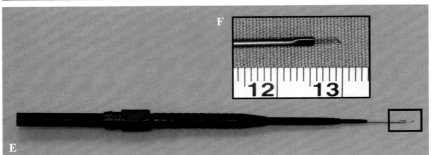

◀ 图 2-16　手术刀柄和手术刀片

A. 3 号手术刀柄；B. 刀片；
C. 具有小的弧形刀刃的刀片
（15 号）；D. 具有直刀刃和
尖头的三角形刀片（11 号）；
E. 用于精细切割的金刚石刀
片；F. 放大的金刚石刀片尖端

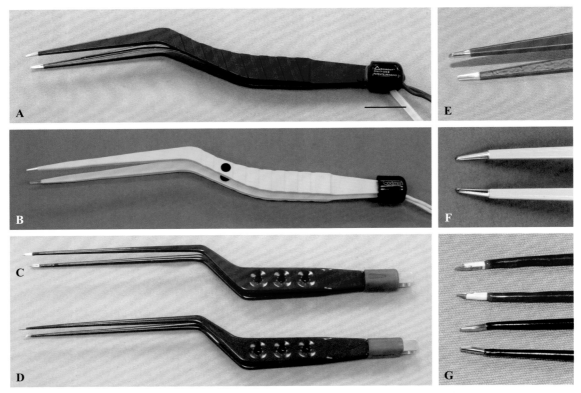

▲ 图 2-17　神经外科使用的不同工作长度的枪状双极镊

A 和 B. 角度更大的枪状双极使握持更舒适；C 和 D. 经典的枪状双极；E 至 G. 最好的双极镊是有不粘尖端的。由高导热材料（如银）制成的尖端会在电凝的间歇冷却。尖端可以是全金属制成或有陶瓷覆盖，以保护周围组织免受热损伤。双极镊尖端的最新技术包括内置冲洗装置以进一步减少组织黏附（经许可转载，图片由 Kogent Surgical & Aesculap，Inc. 提供）

（六）牵开器

手术切口的边缘可以用传统的牵开器或几种自制的牵开器防止组织回缩（图 2-18）。定制的用于实验室大鼠搭桥手术的牵开器可以由 1 个附在橡皮筋上的回形针或 1 根可以作为握持牵开器的柔性铝线制成。无菌牵开器可以由连接在橡皮筋上的弯曲注射器针头制成。

（七）组织冲洗器和冲洗溶液

无论在临床手术过程中，还是实验室操作训练中，都应该保持组织湿润。保持组织的湿润可以最大限度地减少它与器械和缝线的粘连。随着组织干燥，它变得僵硬和脆弱，失去弹性。吻合线很容易撕裂或切开干燥的血管壁，并增加技术难度。由于显微镜的光源会使生物组织表面迅速干燥，所以用生理盐水冲洗是必要的，特别是在进行显微吻合时。喷雾球、带有剪断的针头或柔性针头的注射器和湿棉球或棉片都可以用来湿润组织。在临床应用中，肝素化生理盐水［10～25U/ml（1000～2500U 肝素稀释于 100ml 生理盐水中）］用于吻合缝合过程中的血管冲洗和湿润。用于局部血管冲洗的肝素液的最佳浓度是有争议的，有报告记录了一系列浓度，分别为 10U/ml、100U/ml、250U/ml 和 500U/ml。肝素的抗凝作用使其在血管吻合中作用巨大。在显微神经外科训练中，用肝素溶液冲洗并非必要（湿式训练期间除外），因为训练的目的不是为了长期通畅，而是掌握必要的技术技能，建立可靠的吻合。对于血管痉挛的预防和治疗，可使用外周血管扩张药 15% 硫酸镁（对直径＜ 1mm 的血管有效）和 1%～2% 利多卡因。强血管扩张药罂粟碱也可外用于血管。

（八）吸引器

不同长度和直径的吸引器在手术中是必不可

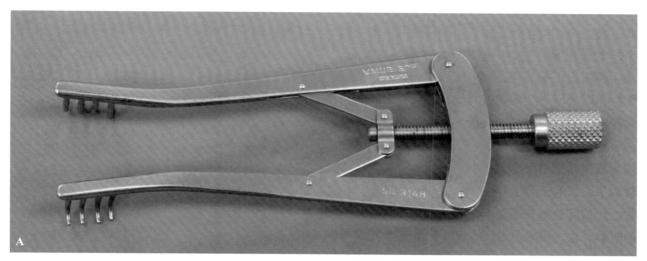

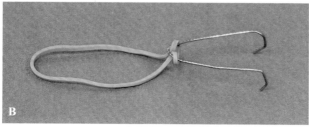 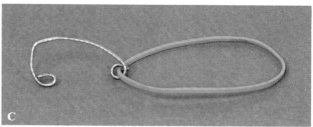

▲ 图 2-18　实验室用牵开器

A. 传统的自固定带有锯齿的牵开器；B 和 C. 由回形针和橡皮筋自制的牵开器

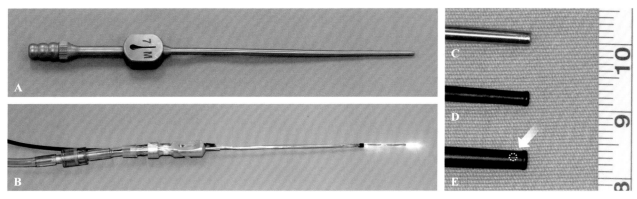

▲ 图 2-19 吸引器

A. 吸引器由 1 根硬的或可塑的管和带有泪滴状孔用于控制吸力的柄组成；B. 带有可发光头端的吸引装置可以用于深部的锁孔手术；C 至 E. 与外科使用的标准吸引器（C）头端相比，D 和 E 吸引器的头端为钝性球形无创尖端，避免了对脆弱组织的损伤，并允许将吸引器作为解剖工具使用。在吸引器尖端处有一个小洞（白箭和虚线圆圈）可方便抽吸出血液和脑脊液，并能避免吸力过大造成损伤，还可防止组织黏附在吸引器上

少的，但在显微外科训练中很少使用（图 2-19）。然而，吸引器可以在血液和血凝块黏附到血管内皮之前有效地清除它们。通过将手指压在吸引器近端的侧孔来调节吸力。带有线性孔的吸引器可以精确调节吸引力，避免损伤组织或吸附在组织上。这项技术有助于外科医生准确地操作吸引器。吸力也可以在吸力装置上进行调节。术中吸引器的使用有一些细微差别。最理想的情况是，吸引器不仅用于抽吸，也可用于组织的牵拉，并能在显微解剖过程中配合其他器械操作。在较深和较窄的手术通道，一个带光源的吸引器可以提高手术成功率。在临床进行搭桥手术时，间断地使用吸引器来清除脑脊液和血液通常很麻烦，既耗时又会影响缝合操作。因此，应在靠近吻合口的入路最深处放置吸引器。这样即使在需要冲洗的时候，也能保持手术区的液体引流和清洁。

（九）棉片和纱布

用棉片或小棉球清除术野内的液体或血液，并湿润和保护解剖结构。在实验室里，使用化妆脱脂棉球或棉棒更加简单易得。在临床手术中，更实用的方法是使用带线的特殊脱脂棉片，这种棉片很容易吸收液体（图 2-20）。为保护解剖结构不受吸引器损伤，可通过棉片吸引血液或脑脊液。

（十）手术缝合线和缝针

用于显微外科的缝针和缝合线非常细小，不放大几乎看不见，而且手术中容易丢失。它们是用于显微吻合手术的基本材料，因此学员必须学习掌握最常见的型号和名称（表 2-2，图 2-21）。缝合线由不同的公司生产，每个公司都使用自己的命名系统。表 2-3 总结了由 Ethicon（Ethicon US，LLC）和 S&T（S&T，AG）生产的几种类型的缝合线和缝针的命名。

表 2-2　缝合线的型号

USP 名称	EP 名称（即公制尺寸）	直径（mm）	
		最小值	最大值
12-0	0.01	0.001	0.009
11-0	0.1	0.010	0.019
10-0	0.2	0.020	0.029
9-0	0.3	0.030	0.039
8-0	0.4	0.040	0.049

EP. 欧洲药典；USP. 美国药典

细小的、不可吸收的单丝缝合线在显微外科中受到了青睐。单丝缝合线不会产生锯切效果，可以很容易地穿过组织而不损坏组织。带缝

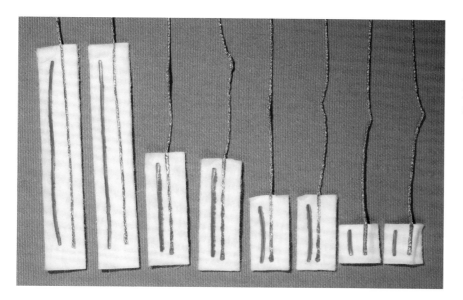

◀ 图 2-20　棉片

在神经外科手术中，各种尺寸的脱脂棉片是必不可少的。棉片应该具有在 X 线片上能被观察到的标记（如图示棉片上的蓝色条带），并且它们应该附带尾线以利于无创性移除

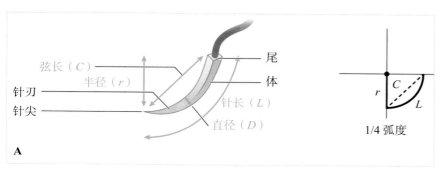

◀ 图 2-21　手术针的命名

A. 1/4 弧度；B. 3/8 弧度；C. 1/2 弧度。针的特征可以弦长（C）、半径（r）、长度（L）、直径（D）、针刃、针尖、针体和针尾来描述。弦长为针尖到针尾的直线距离，半径是推知的圆的半径

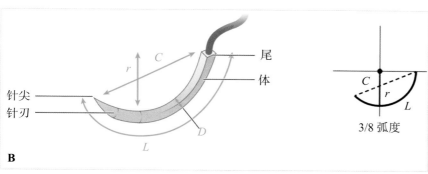

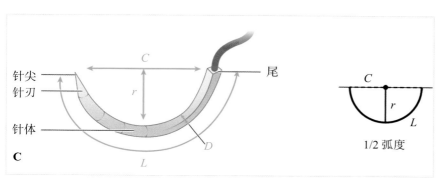

表 2-3 缝合线和缝针的命名

公 司	名 称	说 明
美国爱惜康公司（Ethicon US，LLC）	BV 75-3 BVH 100-3 ST 75-4	BV= 血管 75= 针直径（μm） 3= 弦长（mm） H= 半圆（1/2 弧度） ST= 直针
S&T，AG	7V43	7= 针直径为 70μm V= 血管 4= 弦长（mm） 3= 3/8 弧度

线的非创伤性针头用于缝合静脉、动脉、淋巴管和神经。1/4 或 3/8 圆针在显微外科中使用更方便。针和缝线的直径应与吻合口的大小一致。通常情况下，用 8-0、9-0 或 10-0 带锥形针尖和扁平针体的缝线吻合小血管。扁平针体可防止在镊子或持针器夹持时针头旋转，圆形针体可能会发生旋转（图 2-22）。出于训练目的，可以使用更便宜的、非无菌的缝线（可从 Muranaka Medical Instruments Co. Ltd，Izumi，Osaka，Japan；AROSurgical Instruments，Newport Beach，California，USA 和许多其他公司获得，可以在网上找到）。还可以使用其他手术留下的缝线。

（十一）染色剂

使用亚甲蓝、结晶紫或靛蓝染料可方便地显示薄的、半透明的血管壁（图 2-23）。每一次吻合只需要不到 1 滴染料，将显微镊尖浸入染料中（就像将钢笔浸在墨水瓶中一样），然后在血管上做标记。显微镊尖明显比手术标记笔更细，便于更精准细致地标记。这些染料对血管壁无刺激，并显著增加了血管壁层的可见度。

（十二）垫片

当准备血管搭桥时，可以在血管下方放置楔形垫片（也称为橡皮片），以提高对比度，保持术野干净，并与周围脑组织分开。这些特殊的垫片条，通常有毫米网格和防眩光表面，是专门为显微外科设计的。在实验室训练中，可以用一块乳胶手套皮代替。

（十三）高速动力钻

学习如何使用高速动力钻可以使学员更好地掌握骨解剖技能，使学员能成功地进行开颅手术，并在创伤最小和钻相关并发症较少的情况下创建血管搭桥的路径。钻头有不同的形状和大小，不仅可以用于开颅手术，还可以用于骨管内神经和血管的解剖和减压。在实验室训练时，可以通过在大型动物模型（如牛肩胛骨、头骨和羊脊柱）和尸体上解剖的实践来获得动力钻的使用技能。可以在生鸡蛋壳和动物骨骼上使用显微外科高速磨钻进行精细的骨骼操作（图 2-24）。在

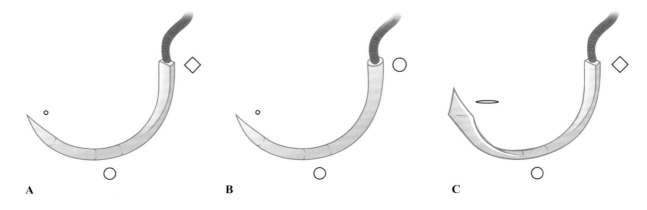

▲ 图 2-22 手术缝针的种类

A. 尖部圆、体部扁平的锥形针（用于人血管显微吻合）；B. 全长均为圆形截面的针（用于训练）；C. 柳叶刀尖的针（用于眼科）

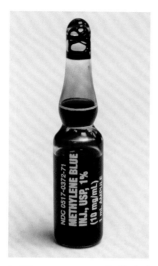

▲ 图 2-23　1% 亚甲蓝溶液

可用于搭桥术中对小血管壁的染色，以提高血管壁和边缘的可视性

颞骨解剖指南中可以找到有关骨解剖的详细流程[20]。基本原则是在钻孔过程中不断地进行大量冲洗，以清除骨屑并防止热损伤；使用金刚石钻头进行精细而缓慢的解剖；用切割钻头快速去骨质；钻孔时避免使用纱布。

四、深部术野模拟装置

可以使用许多不同的支架模拟进入深部手术区域的操作（图 2-25）。最简单的方法是学员自己动手在纸板或塑料箱或盒子上剪一个洞，或者在倒置的塑料碗上剪一个洞。也可以用塑料积木（Lego，The Lego Group）构建一个高度可调的支架。

五、手术器械成本和替代产品

当预算不足而无法购买昂贵的显微外科器械时，明智的做法是与手术室负责人沟通，是否可以回收手术后丢弃的器械送至实验室。也可借助于神经外科设备公司的训练补助金购置。此外，许多设备公司都有二级或三级器械生产线，这些器械可以在训练环境中使用，但质量不如更昂贵的手术用器械高。有时，当医院购买手术室器械时，设备公司会同意为训练实验室捐赠较低等级的器械。此外，在公开市场上经常可以买到成本较低的珠宝商或兽医器械，或者使用过的神经外科器械，并且还可以通过互联网购买（表 2-4）。这些质量较低的器械适合于初级的实验室训练，但通过高质量的显微外科器械的使用提高了显微外科技能，这应作为获得它们的动力。

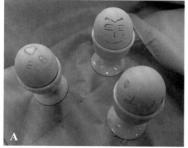
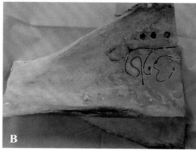
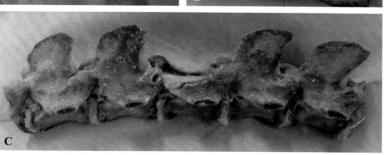

◀ 图 2-24　实验室操作使用高速磨钻和各种材料来训练精细的磨钻技能

A. 在生鸡蛋上使用磨钻而不穿透内膜；B. 在牛肩胛骨上练习磨钻使用；C. 在羊脊柱上进行椎板切除术和椎间孔切开术

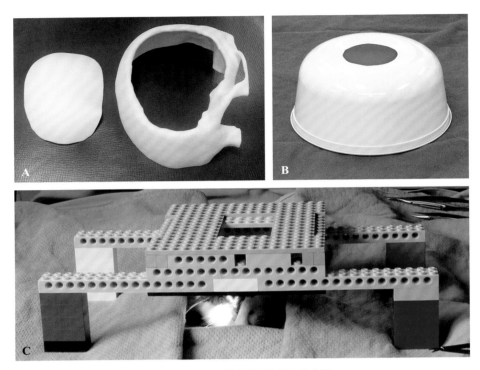

▲ 图 2–25　模拟深部术区的支架

A. 带骨窗的 3D 打印颅骨模型；B. 一个深的倒扣的平底碗，中间有一个孔；C. 由塑料玩具积木（Lego，The Lego Group）制成的可支撑手臂及进行深部手术模拟的支架

表 2–4　显微搭桥手术训练工具和设备的最低平均成本

项　目	需要数目	低成本解决方案（各种在线资源）			高级解决方案		
		描　述	平均成本（美元）	合计（美元）	描　述	平均成本（美元）	合计（美元）
立体显微镜	1	立体显微镜，实验室级，固定机头	800	800	立体显微镜，多倍放大，活动机头（外科级）	10 000～50 000	范围较广[a]
显微镊	2	训练级	10	20	显微外科高质量级	500	1000
显微持针器	1	训练级	20	20	显微外科高质量级	1000	1000
Yaşargil 枪状显微剪	1	训练级	60	60	显微外科高质量级	1000	1000
硅胶管（直径 1～2mm）	1	工业级或食品级	2	2	聚乙烯醇水凝胶微血管	100	100
10–0 或 9–0 缝线	2	训练级，非无菌	3	6	微血管级	330	660
显微血管夹	2	Schwartz 型	20	40	显微外科动脉瘤夹或接近手术等级	200	400
夹持器	1	选配	200	200	神经外科手术级	500	500
合计费用				948			> 4660

a. 费用不计入合计费用（经许可，转载自 Belykh 等.[5]）

六、结论

总之，学员应根据其可获得性、训练目标和训练模式获得一套个性化的显微外科器械。图 2-26 显示了显微外科训练所需器械的最小集合。无论显微外科训练实验室的设施和设备是最基本，还是最先进的，学员的积极性和奉献精神都能使他们成为一名精通显微外科技术的神经外科医生。即使是在最基础的实验室里，强烈的学习欲望和专项的、定制的训练甚至比获得最好的工具更为重要。

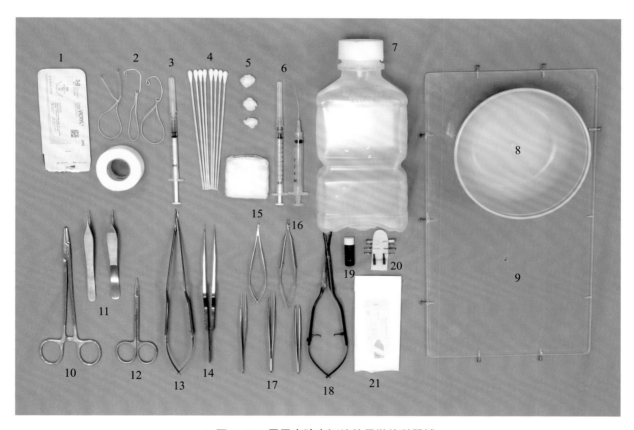

▲ 图 2-26　用于实验室训练的显微外科器械

1. 用于牵拉、血管结扎及吻合的缝合线；2. 牵开器（≥ 2 个）；3. 麻醉药；4. 棉签；5. 棉片、棉球；6. 细针注射器；7. 肝素钠（冲洗液）；8. 盛冲洗液的碗；9. 固定动物用小型操作板；10. 常规持针器（缝皮用）；11. 手术镊（用于宏观手术操作部分）；12. 眼科剪刀（用于宏观手术操作部分）；13. 长显微剪（用于深部术区练习）；14. 长柄显微镊（用于深部术区练习）；15. 短显微剪；16. 显微持针器；17. 显微镊（2～3 个）；18. 显微血管夹持器；19 染料（亚甲蓝）；20. 显微手术夹或动脉瘤夹和橡胶片（如手套皮）；21.8-0、9-0 或 10-0 的缝线（用于显微血管吻合）

参 考 文 献

[1] Martins PN, Montero EF. Organization of a microsurgery laboratory. Acta Cir Bras; 21(3):187–189

[2] Yaşargil MG. From the microsurgical laboratory to the operating theatre. Acta Neurochir (Wien); 147(5):465–468

[3] Izci Y, Timurkaynak E. A short history of the microsurgery training and research laboratory at Gulhane Military Medical Academy. Turk Neurosurg; 20(2):269–273

[4] Green CJ. Organisation of a microsurgical laboratory. Br J Plast Surg; 43(6): 641–644

[5] Belykh E, Byvaltsev V. Off-the-job microsurgical training on dry

models: Siberian experience. World Neurosurg; 82(1–2):20–24

[6] Aoun SG, El Ahmadieh TY, El Tecle NE, et al. A pilot study to assess the construct and face validity of the Northwestern Objective Microanastomosis Assessment Tool. J Neurosurg; 123(1):103–109

[7] Omahen DA. The 10,000-hour rule and residency training. CMAJ; 180(12): 1272

[8] Pitskhelauri DI, Konovalov AN, Shekutev GA, et al. A novel device for handsfree positioning and adjustment of the surgical microscope. J Neurosurg; 121 (1):161–164

[9] Mamelak AN, Nobuto T, Berci G. Initial clinical experience with a high-definition exoscope system for microneurosurgery. Neurosurgery; 67(2):476–483

[10] Birch K, Drazin D, Black KL, Williams J, Berci G, Mamelak AN. Clinical experience with a high definition exoscope system for surgery of pineal region lesions. J Clin Neurosci; 21(7):1245–1249

[11] O'Brien MC, Morrison WA. Micro-instrumentation and microsurgery Reconstructive Microsurgery. 2nd ed. Edinburgh: Churchill Livingstone; 1987

[12] Matsumura N. A new bayonet spring microsurgical instrument handle with a bar for microneurosurgery. Surg Neurol Int; 3:152

[13] Fox JL. Vascular clips for the microsurgical treatment of stroke. Stroke; 7(5): 489–500

[14] Louw DF, Asfora WT, Sutherland GR. A brief history of aneurysm clips. Neurosurg Focus; 11(2):E4

[15] Dujovny M, Kossovsky N, Laha RK, Leff L, Wackenhut N, Perlin A. Temporary microvascular clips. Neurosurgery; 5(4):456–463

[16] Spetzler RF, Sanai N. The quiet revolution: retractorless surgery for complex vascular and skull base lesions. J Neurosurg; 116(2):291–300

[17] Chen RK, Than KD, Wang AC, Park P, Shih AJ. Comparison of thermal coagulation profiles for bipolar forceps with different cooling mechanisms in a porcine model of spinal surgery. Surg Neurol Int; 4:113

[18] Cox GW, Runnels S, Hsu HS, Das SK. A comparison of heparinised saline irrigation solutions in a model of microvascular thrombosis. Br J Plast Surg; 45 (5):345–348

[19] O'Shaughessy M. Heparinised saline solutions. Br J Plast Surg; 46(3):268

[20] Francis HF, Niparko JK. Temporal Bone Dissection Guide. 2nd ed. New York, NY: Thieme; 2016

第3章 第2天：干式实验室显微外科训练的技术与技能

Day 2: Dry-Laboratory Microsurgical Training:
Techniques and Manual Skills

Evgenii Belykh   Nikolay Martirosyan   著

摘　要

外科医生在经过长期的实验室训练后才可以在患者身上进行显微血管操作。在本章中，我们描述了在干式实验室显微外科训练中能够掌握的显微神经外科技术的基础实践内容，以及器械的握持技术、打结技术、不同吻合技术及一些特定的显微外科练习，以指导震颤控制、专注力、精准的操作模式和快速打结。

关键词

反压法，干式显微外科训练，端 – 端吻合，端 – 侧吻合，器械握持技术，显微外科打结技术，侧 – 侧吻合，雪花练习，震颤控制

一、技术与技能

掌握显微外科技术需要时间、特殊的身体技能、动力、耐心、奉献，以及配有一个特殊装备的工作场所。即使是经验丰富的外科医生，没有经过专门的预备训练也不能进行显微外科手术。

速度（而非匆忙）必须成为神经外科医生技能的一部分，因为建立吻合所需的手术干预时间是重要的，缺血和再灌注损伤的程度随着时间的推移而增加。因此，神经外科医生不仅要在手术精度和准确性方面有一定的水平，还要培养和掌握手术速度。如急躁、动作协调性不足和震颤等会严重影响神经外科医生进行显微神经外科手术的能力。实验室训练能够通过练习和适应纠正这

些问题，或者在某些情况下，通过实验室训练让学员信服将临床焦点放在显微外科实践上并不是最好的职业选择。

此外，神经外科医生的工作必须将实验室练习与临床实践相结合，以完善实践技能和学习新技术。本章涵盖了基本的背景信息，对有效快速掌握显微外科技术是十分必要的。

> **补充材料**
> - 本章描述的技巧和原则将在后续训练中应用。
> - 下文所述的干式实验室显微外科训练和热身练习应在住院医生或医师的办公室中重复持续进行，以减少实验室训练时间。

二、精神集中

显微外科训练课程应预设休息时间。学员在训练中不应过度劳累，因为劳累会显著降低训练的价值，浪费时间。如果在训练 1h 或 2h 后感到疲惫，应该站起来离开桌子几分钟，放松心情，减轻肌肉疲劳。感到精神恢复，能够以积极的态度去掌握技能时再回到训练中。

因为显微外科代表了一种完全不同的体验，甚至对于有经验的外科医生也是如此，所以训练中不可避免地会遇到诸多困难和障碍。因此，应该学习怎么避免感到挫败。练习中遇到的困难经常导致沮丧和绝望，而在绝望的状态下，问题变得更糟糕，如缝线缠绕、缝针弯曲、血管壁撕脱。停下来思考是什么导致这些困难，可以找到引起沮丧的原因可能是一个非常简单的问题，如手的姿势错误、止血不到位或显微镜调节不当。最终，外科医生应该在脑海中形成一份准备工作的检查清单，在思考每个困难及其原因时可以有效地利用。

手术室安静的环境有利于术者的平静和情绪稳定，也是显微神经外科手术的重要要求。美国、日本和欧洲顶尖神经外科医生建议手术室播放安静的古典音乐，或者保持绝对安静。

三、术者姿势

特别注意操作桌椅的位置和高度、显微镜的位置、必要的设备和工具的位置，以及止血方法的选择。显微外科训练（与手术的显微外科部分相同）采取坐位，前臂、腕和手指保持生理上的自然姿势置于扶手或操作台上。外科医生有时会以自己能够与疲劳和不适做斗争而骄傲，但显微外科不是练习这种毅力的时候。在显微神经外科手术中，舒适不是奢侈品，而是绝对的要求。舒适的姿势是指最少的肌肉工作的姿势。手臂必须处于一个放松的可以持续保持的姿势。术者身体姿势应该完全舒适，不紧张。背部和颈部应该直

立，前臂应该水平放置，脚应该舒适地置于地板或脚凳。这种姿势具有 3 个支撑点，有利于减轻支撑稳定的背部肌肉的负荷。这样的姿势可能需要对手术台或座椅进行微小但很重要的调整，可能会让一些护士感到挑剔。但住院医生或年轻神经外科医生不应该因为这种态度放弃调整，因为舒适的姿势是成功的关键因素之一。应该在准备阶段调整好舒适的姿势，而非手术或训练中才意识到这个需求。肩膀、前臂和手必须放松，只有这样前臂重心才可能位于操作台上。我们认为如果没有扶手，显微神经外科手术不能最佳实施。尽管如此，一些知名神经外科医生，如 Juha Hernesniemi（赫尔辛基大学医院，赫尔辛基，芬兰）和 Alexander Konovalov（布尔登科神经外科研究所，莫斯科，俄罗斯）在进行显微外科时不使用扶手。如果不能使用扶手，可以借助直立扶手或固定在头架上的腕托来稳定前臂。

为了避免由于焦距改变导致的眼睛疲劳，应避免让眼睛离开显微镜的目镜。显微神经外科医生应有良好的视力和视线，而且双手都能灵活使用器械。通常戴眼镜的神经外科医生在使用显微镜时也应该戴眼镜。

四、震颤的控制

在正常情况下，每个人都有不同程度的震颤。吸烟或饮酒对实施显微外科的医生的震颤是否有影响尚未得到证实，不过应对此类行为进行劝阻[1]。饮用咖啡会影响震颤，但只针对过量饮用的个体。对于经常饮用咖啡的人，适量摄入对震颤没有影响。剧烈的体能运动可能会通过增加静息肌张力影响震颤，因此术前 1 天应避免肌肉增强锻炼。烦恼是另一个可能增加震颤的因素，神经外科医生应该学习怎么避免恼怒。形成脑海中的检查清单，知道准备事项以及如何解决困难是获得平静和减少烦恼的关键。

在某些情况下，β 受体拮抗药用于减轻焦虑和手臂震颤。射手出于同样的目的也使用 β 受体拮抗

药（β 受体拮抗药被世界反兴奋剂机构列为射箭、射击及其他运动的违禁药物 [2]）。一些研究显示 β 受体拮抗药（普萘洛尔 10～40mg）可以减轻震颤，但对吻合质量及整体手术结果的改善没有影响 [3-5]。我们认为，如果 β 受体拮抗药确实可以帮助学员减轻震颤，那么它的使用是可以接受的，但克服震颤主要源于其他更重要的因素。第一个关键因素是舒适的姿势，可以减轻僵硬和疲劳。一个舒适的姿势有助于对抗特发性震颤，这种震颤在某种程度上存在于每个人并且随着疲惫而加剧。短暂的休息同样有助于减轻特发性震颤。另一个关键因素是恰当的手的姿势，即整个前臂及手腕置于操作台或支撑架上，尽可能减小肌肉张力（图 3-1）。所有这些因素（操作器械、内心的平静、克服紧张的能力）均可通过持续训练掌握。

五、显微外科器械握持技术

学员必须学习如何握持和操作不同的显微外科器械。最好像执笔或握持筷子一样握持器械。指尖须置于距器械尖端 1/3 的位置。像使用筷子一样操作器械的轴是使用显微外科器械的关键动作（图 3-2）。就像用筷子一样，显微器械的一个轴由 3 个支撑点握住（2 个手指和手指尖）使其固定，其他手指握住并移动另一个轴。这样可以完全控制器械尖端的活动。

弹性器械如镊子、剪刀和持针器的弹力也很重要。张力太弱很难保持器械稳定，张力太强则进行显微镜下操作的灵敏性和能力会受影响，导致疲劳和震颤。

可以通过以下方法测试器械张力并选择合适的器械，握持弹性器械并使其部分闭合，保持这个姿势不动，旋转手腕；如果器械不能轻松保持尖端距离不变，则其张力不合适。最初获得合适的张力是困难的，通常需要练习并熟悉所使用的特定器械。长时间训练后手的疲惫程度是张力是否合适的最佳指标。外科医生能保持器械部分闭合的时间越长，在术中就能更长时间地使用器械，而不会因疲劳影响显微外科的效果。

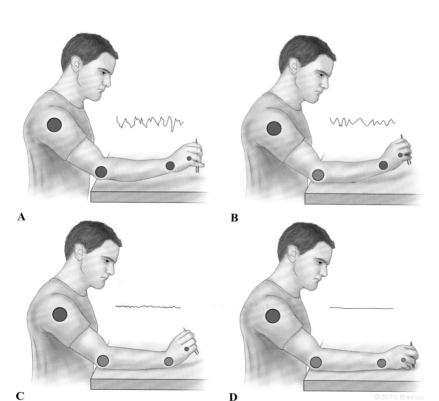

◀ 图 3-1　示手的姿势对于减轻器械尖端震颤的重要性

A. 手臂与操作台表面无接触，器械接受了来自整个躯干的大幅震颤、来自上臂的中等振幅震颤和来自前臂肌肉的低振幅震颤。B. 肘部稳定，来自身体的大幅震颤消失，但肩和前臂肌肉的张力仍产生震颤。C. 手获得支撑，前臂伸肌和屈肌运动产生的低振幅震颤仍存在。D. 第 4 指和第 5 指与表面接触并获得支撑，前臂肌肉更加放松，此时几乎没有震颤

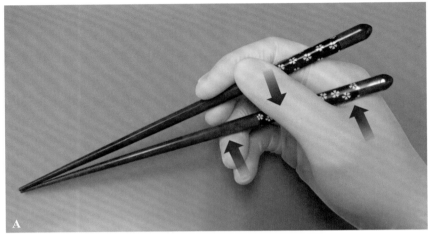

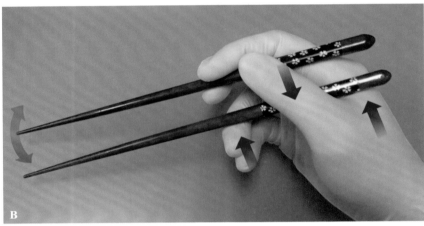

◀ 图 3-2 握持筷子练习（模拟握持显微剪或显微镊）
A. 一根筷子固定（较低的筷子）；B. 通过移动另一根筷子（较高的筷子）来抓持和固定。蓝箭：手与器械的接触点；绿箭：产生的运动

（一）短显微镊握持技术（图 3-3）

反向握持技术，示指和中指指腹将镊子的一个柄固定。器械朝向外科医生，其近端支撑于示指上方。拇指位于中指和示指的相对位置，按压器械的另一个柄。

示指推动技术，拇指和中指指腹将器械较低的柄固定。器械方向远离外科医生，器械的两个尖端处于上下位置。器械近端部分支撑于示指跟部关节附近的第一背侧骨间肌。示指按压器械的另一个柄。

传统技术，示指和中指指腹将器械的一个柄固定。器械近端部分支撑于示指跟部的关节附近。拇指位于示指、中指的相对位置，从器械尖端可以看到呈三角形。通过拇指按压柄进行抓持。长时间使用这种姿势会增加拇指的特发性震

颤。减少该震颤的技巧是使拇指尖端接触示指并使其由示指支撑，这时由 3 个手指同时挤压完成闭合器械的动作。

（二）短直显微剪握持技术（图 3-4）

反向握持技术，示指和中指的指腹固定较低的柄。显微剪指向外科医生，其近端支撑于示指远端 1/2。拇指位于中指和示指的相对位置，按压器械的另一个柄。该技术适用于右利手医生从右向左或朝向自己的方向进行剪切。

示指推动技术，拇指和中指的指腹固定器械的一个柄，并沿其轴支撑于示指关节侧面。显微剪方向指向前方或侧面，刀刃处于垂直上下位。示指按压另一个柄使其闭合。该技术适用于右利手医生在很大范围内向左朝远离自己的方向剪切。

传统技术，示指和中指及其指腹固定器械的

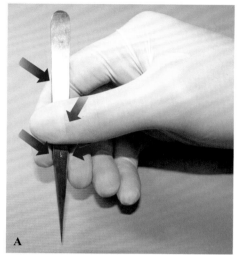
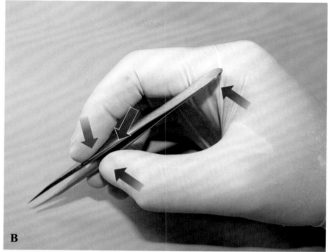
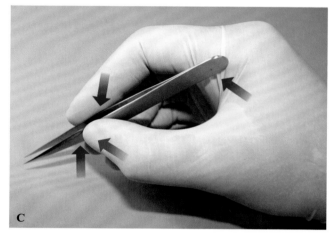
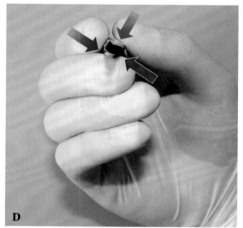

▲ 图 3-3　短显微镊握持技术

A. 反向握持技术（视频 3-1）；B. 示指推动技术（视频 3-2）；C. 传统技术（视频 3-3）；D. 传统技术反面视角。
蓝箭：手与器械的接触点；粉箭：闭合器械时的动作

一个柄。另一个柄位于拇指指腹上，通过拇指按压实现剪切。

（三）长枪状显微剪的握持技术

大多数显微剪是枪状的，是脑血管手术蛛网膜锐性分离中的基本工具。使用传统握持技术严格无震颤地握持枪状剪刀进行精细分离是可能的。但熟悉其他握持技术不仅可以在不同姿势和入路进行分离时增加可操作性，提高自信，而且可以在不同操作平面和方向上进行器械尖端的灵活移动[6]。图 3-5 至图 3-8 展示了长枪状显微剪的不同握持技术（传统技术、反向握持技术、示指推动技术和"筷子"技术）。传统握持技术在某些姿势下需要弯曲手腕，并非生理最佳，尤其在脑表面操作时。为了保持合适的可操作性和可测性，术中通常使用一套不同长度的枪状显微剪。随解剖深度增加更换更长的器械。

（四）稳定的手的姿势

为了固定器械位置，减少手的紧张和疲劳，你可以使用手接触技术，一个或多个手指完成支撑功能（图 3-9）。这种技术对实验室训练有用，但在术中不一定能实现。根据情况，可以通过小鱼际隆起或指尖轻触患者辅助保持稳定。

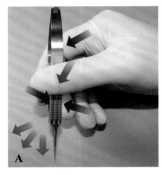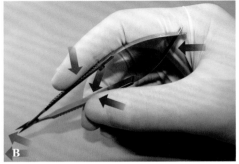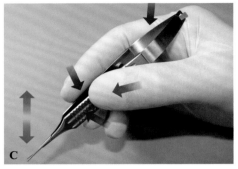

▲ 图 3-4　短直显微剪握持技术（视频 3-4）

A. 反向握持技术（视频 3-5）；B. 示指推动技术（视频 3-6）；C. 传统技术（视频 3-7）。蓝箭：手与器械固定的柄的接触点；粉箭：操作可移动的柄的动作；绿箭：剪切或锐性分离的方向

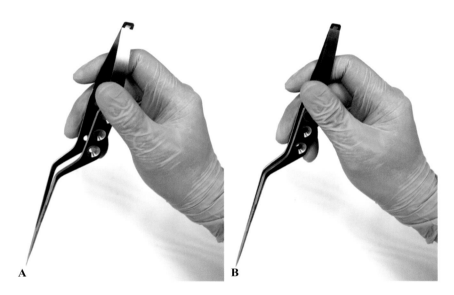

◀ 图 3-5　长枪状显微剪的传统握持技术

传统握持技术是侧向分离的最佳方式（视频 3-8）。A. 示指、中指和环指握持器械的一个柄，拇指置于另一个柄；B. 同时按压器械的 2 个柄使剪刀闭合。由于器械柄的形状，手指不会阻挡显微镜的视野

六、使用枪状剪进行分离

在深部术野中使用显微剪进行有效操作需要对其尖端进行精准控制。为了完善握持和使用枪状剪的技能，可以在空盒子中放置一只手套作为一个简单的模型[7]。首先用笔在手套上画不同的线，然后沿线剪开手套（图 3-10）。须根据剪切方向练习改变剪刀的位置，而且双手均需练习。这项练习会帮助你掌握任何方向分离时稳定的握持技术。掌握不同的握持技术（图 3-6 至图 3-8）可以使神经外科医生在几乎所有方向上进行锐性分离（图 3-11）。

七、热身练习

掌握了器械握持方法后，你应该在干式模型上开始练习。不要犹豫返回去查看不同器械握持技术。最初可能不习惯的握持技术会在镜下长期训练时显现优势，或者可以提供额外的可操作性和稳定性。

在 3h 的干式训练中首先进行以下练习。下文会更详细地讲解每个练习。

(1) 在纱布或橡胶手套上打结：练习 3 种打结技术（即双手打结、单手打结和单手打结，一个方向拉线尾），直到 3 种都掌握（详见下文"双手打结""单手打结""单手打结，一个方向

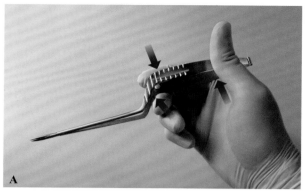

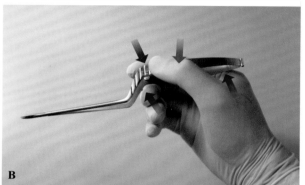

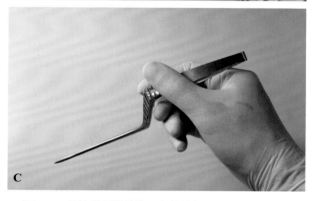

▲ 图 3–6 长枪状显微剪的反向握持技术（也称日式技术）

反向握持技术对于朝向自己方向的分离是最佳的（视频 3-9）。A. 中指顺着枪状剪的形状弯曲，辅助握持器械较低的柄。示指将其顶端固定，这样较低的柄被固定在示指和中指之间；B. 拇指在上方握持较高的柄，通过拇指按压实现该柄的运动；C. 这种技术适用于从右向左及朝向自己方向的分离。蓝箭：手与器械固定的柄的接触点；粉箭：操作可移动的柄的动作

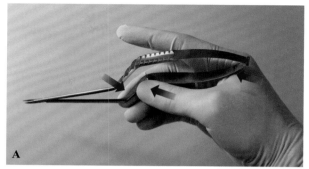

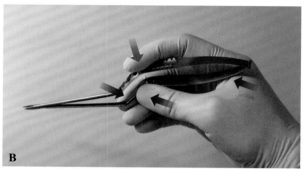

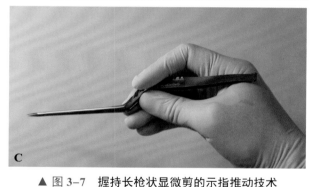

▲ 图 3–7 握持长枪状显微剪的示指推动技术

示指推动技术适用于"远离自己"的分离（垂直剪切）（视频 3-10）。A. 中指顺着枪状显微剪的形状弯曲，握持器械固定的柄的外侧缘，拇指握持另一侧；B. 示指从器械可移动柄的上方按压。只有示指移动，其余手指及手均固定；C. 该技术适用于向远离自己的方向分离。蓝箭：手与器械固定的柄的接触点；粉箭：操作可移动的柄的动作

拉线尾"）。

(2) 解结：练习解外科结。

(3) 端 – 端吻合：使用硅胶管。

(4) 端 – 侧吻合：使用硅胶管。

(5) 侧 – 侧吻合：使用硅胶管。

首先练习每一项干式训练。之后练习个人干式训练项目专注于提升特定技能，如震颤控制和快速打结。自由练习时间建议进行以下练习（总练习时间 10min）。下文会更详细地讲解每个练习。

(1) 不同方向缝合（交叉练习或雪花练习）（见下文"雪花练习"）。

(2) 解结（见下文"解结"）。

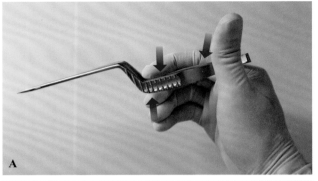
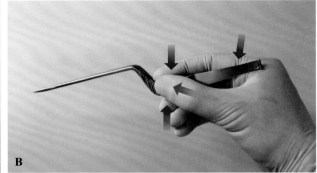
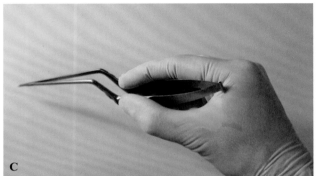
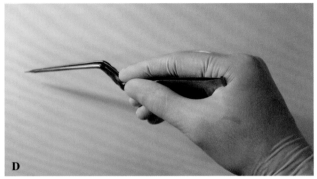
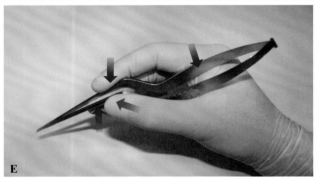

▲ 图 3-8　握持长枪状显微剪的"筷子"技术

筷子握持技术用于侧向分离（视频 3-11）。A. 示指和中指从一个柄的边缘将其固定。B. 拇指位于示指和中指的相对位置，从侧面按压器械的另一个柄；只有拇指移动，其余手指及手保持固定；C 和 D. 展示器械开放和闭合时的握持方式；该技术适用于侧向分离（从右向左或从左向右分离）。E. 表面分离通常使用短柄剪刀，但这种握持技术也可以实现长器械尖端更精准的控制；可以用同样的技术握持器械靠近尖端的部分。蓝箭：手与器械固定的柄的接触点；粉箭：操作可移动的柄的动作

（3）用针尖推动缝线末端（见下文"推动缝线尾端"）。

对于吻合训练，我们建议在常规实验室练习中使用组织模型而非硅胶管。硅胶管可以用于初始练习，记忆基本吻合原则和手术步骤。但是，硅胶管的触觉反馈完全不同，当组织模型易得时，使用硅胶管练习是在浪费时间。新型材料制成的微管模型较硅胶管弹性和表面摩擦力有所改善，更接近于真实的脑动脉，因此更适合于吻合训练 [8, 9]。

补充材料

● 短期训练足以习得显微外科技能，但这些项目必须定期练习。最佳方式是每天早晨做短暂练习，包括在纱布上左右手缝合 10针（交叉或雪花练习）[6]。由于手术室实际情况不同，训练方式也应该有变化，模仿深部手术区域操作，在纱布上练习不同方向缝合，在弹性管上练习吻合，以及在活体组织上练习吻合。

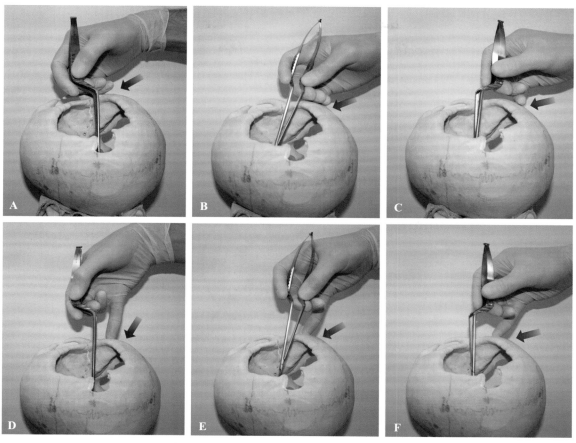

▲ 图 3-9　手接触技术展示了使用显微外科器械时保持手稳定的不同方式

A 至 C. 使用短的显微外科器械或深部操作中手与颅骨的接触示例；D 至 F. 使用长器械或浅表显露中手与颅骨的接触示例。蓝箭：手指与颅骨的接触点

（一）利用纱布练习打结

在纱布上练习打结是最基本的练习之一（图 3-12）。连续重复这项练习对于获得操作针和线的技能是至关重要的。即使是经验丰富的神经外科医生也需要更新和保持这项技能。

为了掌握缝合技术，你必须能用双手在各个方向进行缝合。临床上，组织必须尽可能有特定方向，以使操作效率最高、最方便。

绝大多数情况下水手结比"奶奶结"更牢固。外科结第一个半结同向绕 2 圈，使打第二个半结时组织保持原位，缝线不松动。对于微血管吻合，由 3 个半结构成的水手结通常足够牢固。

初始阶段，应用图 3-13 所示技术更容易用

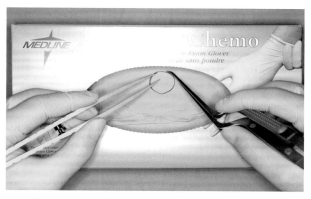

▲ 图 3-10　练习不同握持技术和不同方向的分离技术

镊子抓取针。

可以用各种技术打结。始终抓持一个线尾的技术是最快的也是临床中应用最多的。当然，通过避免无效动作可以实现最快最有效的手术。

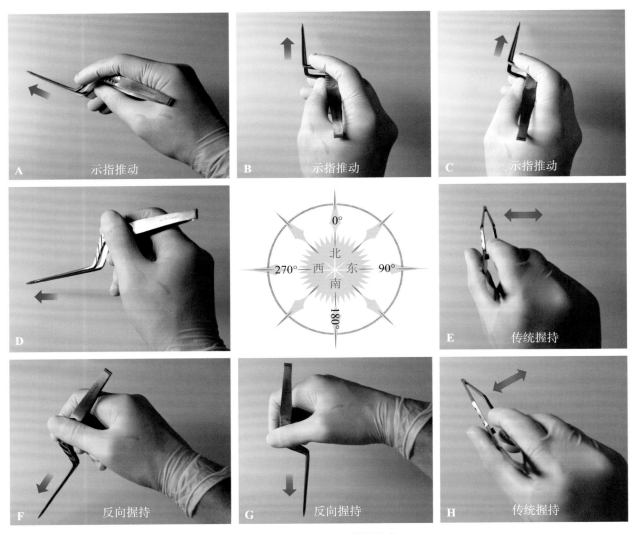

▲ 图 3-11　练习 1：锐性分离

中间的罗盘显示"剪刀航向"剪切方向。图片示意适用于不同方向分离（绿箭）的枪状显微剪握持技术。A 至 C. 示指推动技术用于剪刀处于直立位置或偏向两侧最多 45° 朝远离自己的方向直线分离；D、F 和 G. 反向握持技术用于向左（270°），向"西南"（225°）和向"南"（180°）分离；E 和 H. 传统握持技术用于器械垂直放置时从左向右或从右向左分离，或者器械尖端朝向"西南"放置时从"西南"向"东北"分离（315°）

（二）缝合注意事项

在高放大倍率下（20×～30×）进行缝合能使你更好地看清血管壁，而在较低倍数下（10×）进行打结能使你看清线尾和线圈。经验丰富后你可以在高放大倍率下进行所有操作，节省时间。

在一次训练中一根缝线多次使用，每次打结后缩短。然而，使用次数增加后针尖变钝，缝线也被损伤。缝线很细，很脆弱，容易变形、弯曲、磨损，最终断裂。因此，术中 9-0 和 10-0

号缝线不会重复多次使用。

显微外科缝合是显微外科训练的基础，因此，你应该尽可能重复训练缝合技术，掌握后应该尽可能多地重复练习以不断精进。尽管真实手术存在更多挑战，如血液的存在和无菌要求，但在实验中掌握的技术与真实手术室所需技术没有太大区别。

在实验室训练时应该戴上外科手套，更好地模拟手术室情况。裸手缝合和戴手套缝合有明显的触觉差异。某些手术需要戴双层手套。然而进

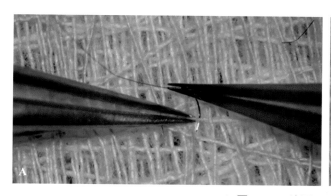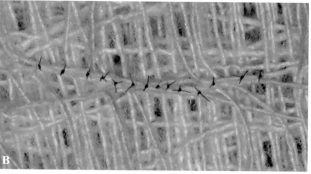

▲ 图 3-12　练习 2：利用纱布练习打结
A. 针穿过纱布相邻的纱线；B. 一系列完成的结

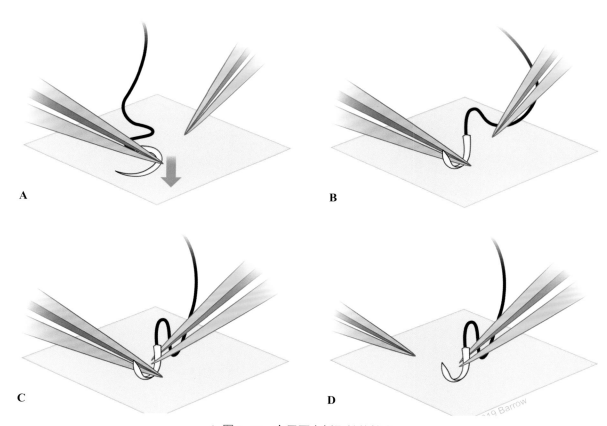

▲ 图 3-13　在平面上抓取针的技术
A. 用左手的镊子按下针的中心；B. 针自然转动，针尖和针体指向上方；C. 右手的镊子抓取针后；D. 左手的镊子移开（视频 3-12）

行显微吻合时单层手套触觉反馈更佳。此外，还可以使用显微外科专用手套。

　　打结是缝合最后的关键步骤。结应该打紧，结中间不应透光。结应该是完全牢固的。下文将介绍 3 种不同的打结方式。非常重要的一点是，

你必须在最开始时正确抓住缝线，否则下文所述打结方式都是无效的。抓住缝线时，应确保镊子使线圈呈钝角（图 3-14 和图 3-15）。打结时，器械不应交叉或互相触碰；相反，一个器械引导缝线环绕另一个器械形成线圈。

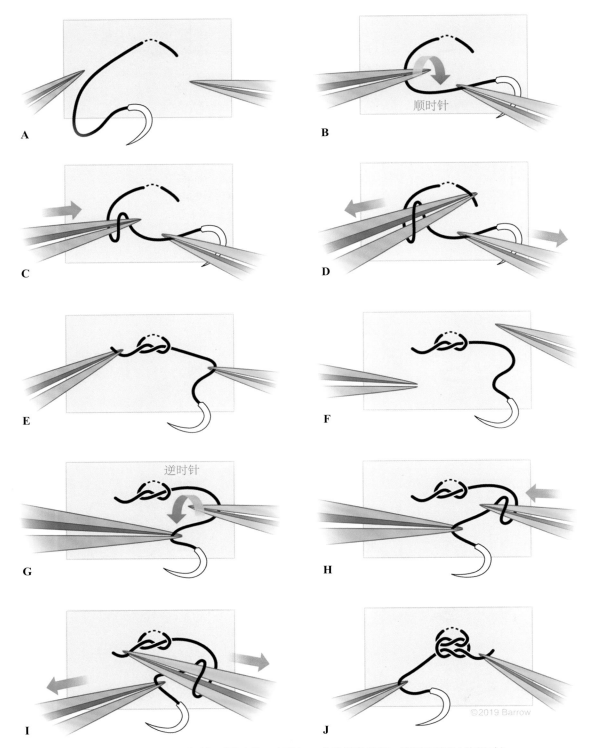

▲ 图 3–14　双手打结。通过以下步骤打 3 个连续的半结（箭表示镊子的运动）

A. 镊子相对放置（左手镊子近长线尾，右手镊子近短线尾）；B. 右手镊子抓取左侧长线尾，顺时针绕圈在左手镊子上形成一个线圈；C. 左手镊子抓取短线尾；D. 拉紧线结（右手镊子向右拉，左手镊子向左拉）；E. 拉紧后释放缝线；F 和 G. 打第 2 个半结时，首先左手镊子抓取右侧长线尾，逆时针绕圈在右手镊子上形成一个线圈；H. 右手镊子抓取短线尾；I. 向右拉；J. 拉紧线结（右手镊子向右拉，左手镊子向左拉），释放缝线。第 3 个半结（图中未展示）同第 1 个半结（视频 3-13）

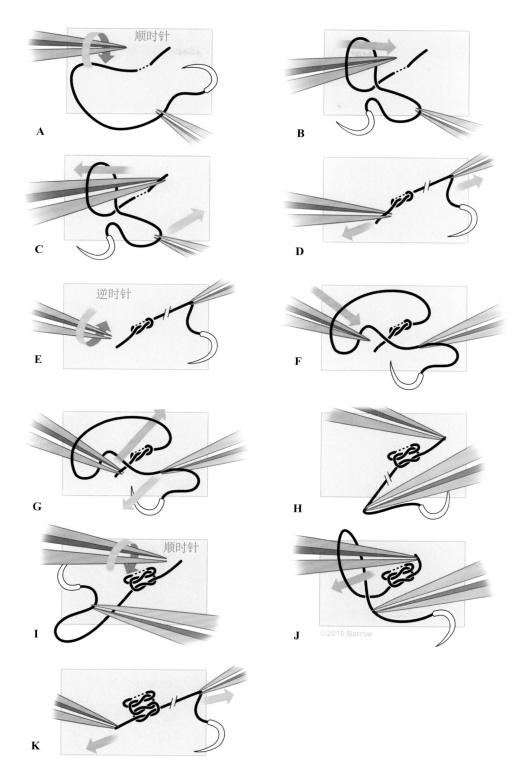

▲ 图 3-15　单手打结（箭表示镊子的运动）

A. 右手镊子抓取长线尾并移动到穿刺点；B. 右手镊子绕圈在左手镊子上形成一个线圈，左手镊子穿过线圈抓取远处的短线尾；C. 抓取远处短线尾的左手镊子向自己移动，抓取近处带针的长线尾的右手镊子向远离自己的方向移动；D. 轻柔拉紧线结，缝线被拉直，线尾保持不动（缝线上的短平行线表示实际缝线长于图中所示）；E. 右手抓取长线尾不释放，在穿刺点围绕左手镊子绕圈形成线圈；F. 左手镊子穿过线圈；G 和 H. 左手镊子抓取短线尾向上拉，右手镊子抓取长线尾向下拉，形成第 2 个半结（轻柔拉紧线结）；I 至 K. 第 3 个半结同第 1 个半结。右手镊子绕圈和拉紧时始终抓持长线尾（视频 3-14）

（三）第一种打结方式——双手打结

第一种打结方式形成水手结，以镊子间断抓取缝线为基础（图 3-14）。由于释放和重新抓取缝线需要更多时间，这种方式比其他打结方式慢，因此实际手术中它不是最常使用的方式。然而在训练早期它是一种有效的练习方式，使你熟悉微小的针和缝线的细微触觉，并开始熟悉用镊子形成线圈和抓取细小缝线。

（四）第二种打结方式——单手打结

第二种打结方式减少了打结时间，因为镊子始终夹持缝线一端，避免了不必要的操作（图 3-15）。由于单丝的弹性，这种缝线有形状记忆。因此，器械夹持缝线做一简单线性运动即可形成线圈，使打结更容易。使用纤细的单丝缝线（9-0 或 10-0）打 ≥ 3 个方向相反的半结才能完成一个牢固的结，但为了安全通常打 4 个半结。有 2 个技巧可以最小化打结所需的力量和时间：①打结前选择镊子抓取线尾的合适长度；②在线圈和穿刺点旁边放置和操作镊子，避免长距离运动。每次镊子释放缝线都会浪费时间，增加紧张情绪，而这些因素会影响手术结局。注意拉紧时不要损伤长线尾，因为镊子夹持处缝线弯曲变得脆弱，薄弱点后续可能断裂。

（五）第三种打结方式——单手打结：一个方向拉线尾

第三种打结方式是第二种的修改。使用这种方法时根据拉紧的方向形成滑结（图 3-16）。这种结不像水手结那样牢固可靠。但这种方法在手术中能成功地应用，而且始终朝一个方向（朝自己）拉紧短线尾具有明显的优势，在深部术野中可能有帮助。

（六）同时剪断线尾的方法

用显微剪剪断线尾。可以用镊子分别提起 2 个线尾剪断。但你也可以用一个镊子将 2 根线夹在一起同时剪断，加快这一过程，节省时间（图 3-17）。

（七）"雪花"练习

应掌握各个方向的进针动作。理想情况下应该练习双手进针。下面的练习旨在训练你在所有可能的方向上进行轻柔有目的地持针和进针（图 3-18）。在 8 个方向各缝 2~3 针，共 16~24 针。血管不会总处于可以舒适缝合的方向，因此培养持针和进针的能力是非常重要的。

> **补充材料**
> - 刚开始在显微镜下操作显微器械会比较慢。但通过练习你会变得更快。首要任务是学习如何流畅准确地操作。一旦你可以持续地进行流畅准确地操作，你就可以专注于提高速度。

（八）解结

在这个练习中，首先在一块纱布上用 10-0 缝线连续打 10 个水手结。你的任务是用显微镊和针将这些结一个一个解开（图 3-19）。你可以练习双手解结，训练灵活性。

（九）推动缝线尾端

这个练习教你如何放松，保持平静，因为这个练习只能在绝对无震颤的情况下进行。用缝针尖端推动缝线尾端使其穿过纱布的纱线（图 3-20）。练习时必须使用全新的 10-0 缝线，因为显微剪剪断的缝线末端太尖锐，无法用针尖推动。

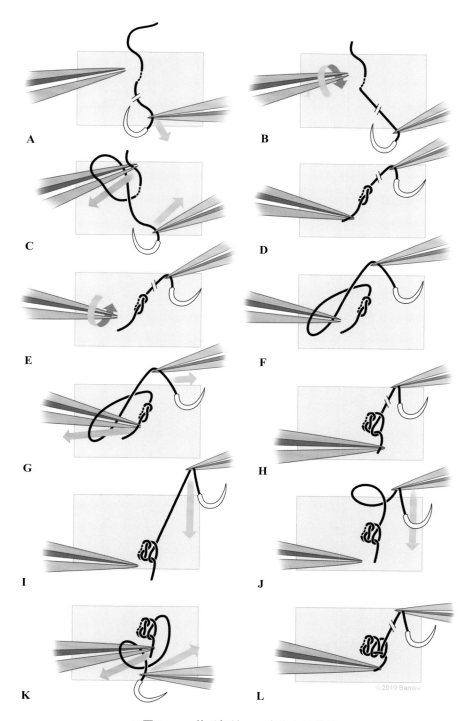

▲ 图 3–16　单手打结：一个方向拉线尾

A. 准备姿势。左手镊子尖端置于穿刺点附近准备抓取短线尾。开始时有意将线尾留得长些（预计长度应该包括线尾最终长度加长线圈末端最终长度）。然后右手镊子在穿刺点附近抓取长线尾并拉动，使短线尾长度合适（缝线上的短平行线表示实际缝线长于图中所示），这个操作使你在看得更清楚的地方抓取长线尾。从这一刻起，右手镊子始终抓住长线尾不松开。B. 右手镊子围绕左手镊子绕圈形成线圈。C. 左手镊子穿过线圈抓取短线尾并向图示方向拉（箭）。D. 拉紧线结。第一个半结和镊子位置如图所示。E. 左手镊子释放短线尾，右手镊子向下移动围绕左手镊子绕圈。F. 形成的线圈。G. 左手镊子抓取短线尾拉出线圈。H. 形成的滑结和器械位置。此时很重要的是右手镊子不要松开或减弱对长线尾的抓持。I. 左手镊子释放短线尾。右手镊子向下朝穿刺点移动。J. 注意长线尾自动形成一个线圈。K. 左手镊子向下移动，同时缝线形成一个线圈，靠近短线尾。左手镊子穿过线圈抓取短线尾。向相反方向拉线尾（箭）。L. 收紧线结。完成打结后剪掉线尾（图中未展示）（视频 3-15）

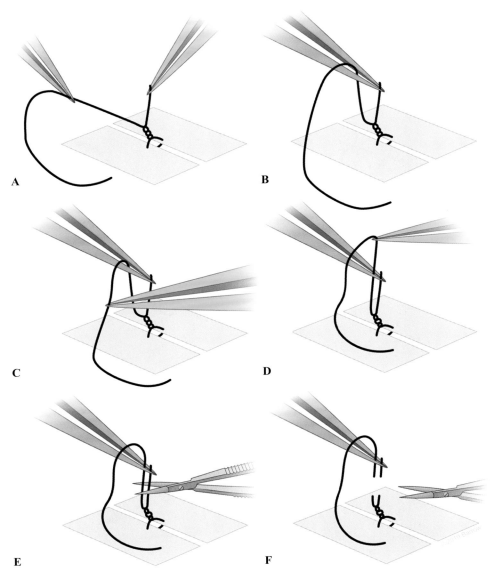

▲ 图 3-17 同时剪断线尾

A. 向两侧拉缝线拉紧线结。B. 左手镊子抓取短线尾，使长线尾位于镊子 2 个柄之间。C. 右手镊子抓取长线尾并向上提。D. 向上拉长线尾使其靠近短线尾。紧紧地闭合左手镊子，同时夹住 2 个线尾。E 和 F. 右手更换显微剪，同时剪断 2 个线尾

补充材料

• 要掌握显微外科技术，你需要习惯各种显微外科器械，以及具有自身物理法则的"显微世界"。学习如何放松你的背、肩、上肢和手的肌肉。感到放松是困难的，尤其在刚开始的时候，但随着训练你可以慢慢学会如何做到放松。专业的音乐家和运动员认为好的表演最重要的因素是肌肉完全不紧张，对于显微神经外科来说也是这样。

• "解结"和"推动缝线尾端"练习很难，但如果你能足够放松你的肌肉，并不是不能实现。这些练习也可以帮助你学习如何保持精神控制，以及放松肌肉。

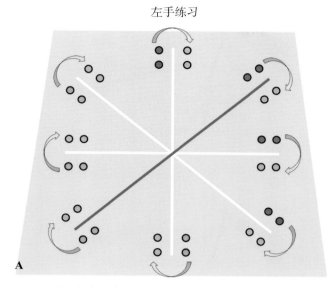

左手练习

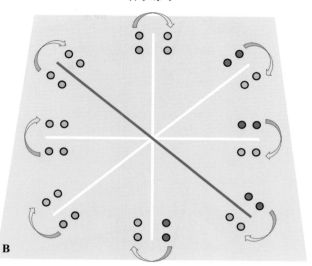

右手练习

● "朝自己方向"缝合的进针点
○ "远离自己方向"缝合的进针点
○ 出针点

● "朝自己方向"缝合的进针点
○ "远离自己方向"缝合的进针点
○ 出针点

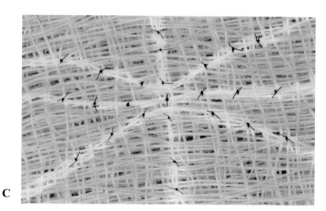

▲ 图 3-18　学习不同方向进针和缝合的"雪花"图

A 和 B. 左手和右手练习的雪花图。蓝线代表最舒适的缝合边缘位置。彩色的点代表进针点（红点和橙点）和出针点（蓝点）可以在外科纱布或橡胶手套上练习。C. 在外科纱布上用 10-0 缝线完成雪花练习

八、"干"模型练习吻合

显微外科的吻合分为直接吻合和间接吻合。直接吻合是通过连接血管腔形成的，三种类型包括端 - 端吻合、端 - 侧吻合、侧 - 侧吻合（图 3-21）。间接吻合是通过重新形成血管而自主形成的。本章介绍直接吻合的基本技术，细微的差别将在第 5 章活体组织模型中讨论。

（一）人工血管练习吻合

硅胶管作为一种人工血管可以用于显微外科训练的初始阶段（图 3-22）。它可以帮助你了解吻合的基本原理，激发显微血管神经外科的学习兴趣。然而这种硅胶管的弹性特点与活体组织不一致，这是它无法替代湿式训练的原因。

硅胶管有不同尺寸，可以从工业用品店买到。另外，也可以用训练卡（显微血管训练卡，Muranaka medical instruments Co., Ltd., Osaka,

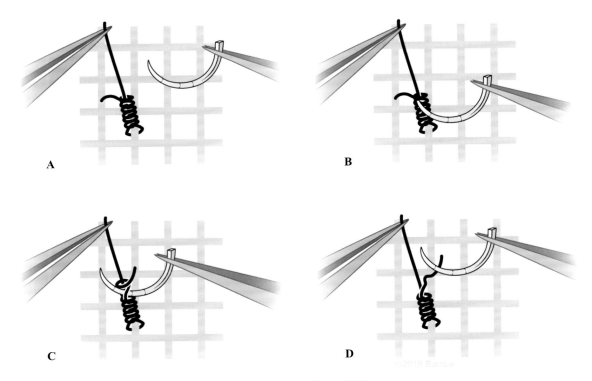

▲ 图 3-19　练习 4：解结

A. 左手镊子提起并拉紧长线尾；B. 右手镊子持针，将针插入线结中；C. 针尖插入线结后向上拉；D. 上方的结已经解开（视频 3-16）

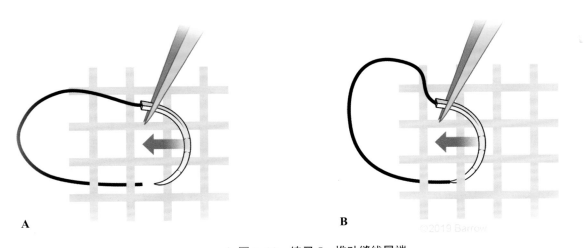

▲ 图 3-20　练习 5：推动缝线尾端

A. 首先，拉动缝线使其连续穿过纱布的几根纱线，在第一根纱线附近留一短线尾；B. 用缝针尖端推动缝线尾端使其穿过纱布的纱线（视频 3-17）

Japan）练习缝合[11]（图 3-22）。在显微外科练习中，通常直径 2.0mm、1.0mm、0.7mm 的硅胶管分别用 8-0、9-0、10-0 缝线练习。对于超级显微外科（0.5mm 或更细的血管手术），直径为 0.5mm 或 0.3mm 的硅胶管用 11-0 或 12-0 的缝线。2016 年一套的成本 50～80 美元。另一种材料，聚乙烯醇（polyvinyl alcohol, PVA）水凝胶，对于模拟人脑血管特点方面似乎比硅胶更好。这种人造血管（KEZLEX, Ono and Co., Ltd., Tokyo, Japan）同样可以买到，120 美元[9]。

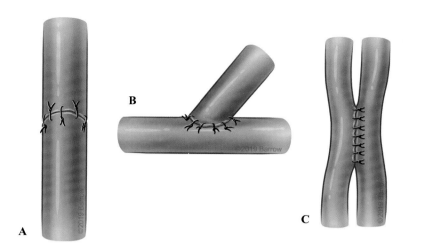

◀ 图 3-21 直接吻合类型
A. 端 - 端吻合；B. 端 - 侧
吻合；C. 侧 - 侧吻合

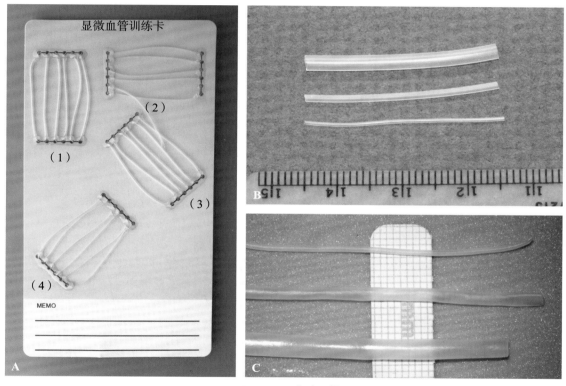

▲ 图 3-22 人造血管

A. 显微血管训练卡上有一套硅胶管，用来学习显微血管吻合技能；B. 可以分别购买各种直径的所需长度的硅胶管；C.PVA 水凝胶管具有表面摩擦力，管身透明，且具有弹性，更接近于人体血管。但 PVA 水凝胶管比硅胶管昂贵，而且很快会变干

基于人造血管的不同模拟器也广泛应用于显微外科训练中，如显微血管模拟器[12] 和 MD-PVC 大鼠模型（Braintree Scientific，Inc.，Braintree，Massachusetts，USA）。尽管有缺陷，但硅胶管，尤其是 PVA 水凝胶管，对于学习反压法（图 3-23）（见后述）以及不同方向缝合和打结技术是有帮助的。

（二）橡胶手套练习吻合

如果没有微管，也可以使用橡胶手套。用

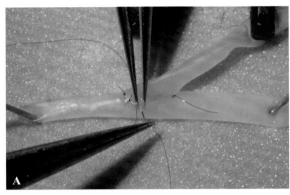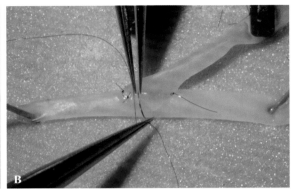

▲ 图 3-23　在硅胶管上模拟端 - 侧吻合

A. 反压技术。上方的镊子置于管腔内，从内部施加压力，同时下方的镊子从外部进针。B. 上方的镊子轻轻张开，从外部施加压力，同时从内向外出针

橡胶手套或丁腈手套制作薄叶片模拟显微血管壁，帮助练习缝合。叶片厚度为 120～170μm（图 3-24）。检查手套也有弹性，所以收紧线结时，你会发现缝线似乎并不总能清楚地聚焦。必须在初期掌握 3 种打结方式，这将帮助你学习 9-0 和 10-0 缝线的特点及其触觉反馈。最终你会选择最快的打结方法用于手术，其他方法只在困难位置较少地应用。在检查手套或外科手套上练习显微缝合对于帮助你在不同方向和不同视角下收紧缝线时适应最佳焦距的改变也有帮助。

（三）缝合技术的类型

1. 间断缝合技术

进行血管吻合时，应注意边距并垂直于血管壁表面进针。使用反压技术，在镊子两叶片之间进针，这样持针器松开缝针后镊子可以夹持针。镊子将缝针拉出一段距离，使持针器能够夹持针体。然后用镊子夹住并提起另一侧血管壁，选择合适边距后从管腔内侧进针。重要的是针尖向上，即垂直于血管壁进针。持针器松开缝针，镊子拉出缝线。拉出缝线时预留足够打结的短线尾，然后打结。

2. 反压法

采用反压法辅助针穿过血管壁（图 3-25）。镊子置于管腔内侧，两叶片稍微张开，施加反压力使针穿透管壁并在两叶片之间出针。应避免内

膜剥离或非全层进针。

镊子轻轻夹持并提起血管壁外膜，从内侧穿刺进针（图 3-26）。这种方法能更好地保护血管的内膜层。应避免非垂直进针，以及血管壁边缘内翻，这样可能导致血栓形成。

3. 连续 - 间断缝合技术

也可以使用这种创新的缝合方法，连续缝合，在每一针结束后留一线圈。然后用显微剪剪断线圈，将线尾成对打结，形成一系列间断缝合（图 3-27）。这种方法可能可以节省时间 [17, 18]。

另一种方法是每穿过一针即剪断线圈。使用细的缝线时（10-0、9-0、8-0），你可以用 2 个镊子撕断缝线而非更换剪刀来节省时间。然后将线尾依次打结，形成一系列间断缝合。

4. 连续缝合

连续缝合在美国更流行，而间断缝合在日本更常见。不使用连续缝合最常见的原因是它限制了血管的扩张，甚至可能导致管腔狭窄。连续缝合很少用在小管径显微血管的吻合中，但可以用于直径＞ 1.5mm 的血管。以下情况可以安全地进行连续缝合。

(1) 动脉切开术的关闭。

(2) 较大血管的端 - 端吻合，血管游离端过短时（即不能翻转血管时，可以先在吻合口后壁行连续缝合，然后在前壁行间断缝合）。

(3) 侧 - 侧吻合。

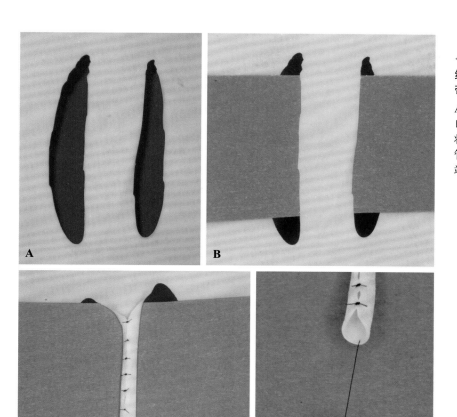

◀ 图 3-24　练习 3：在橡胶手套上练习，将手套平铺于平面上并用胶带固定

A. 首先在手套上做 2 个平行切口；B. 切口处插入一个蓝色背景纸条；C. 然后将内侧缘缝合在一起形成一个管（"血管"）；D. 从管的中间剪开，进行端 - 端吻合

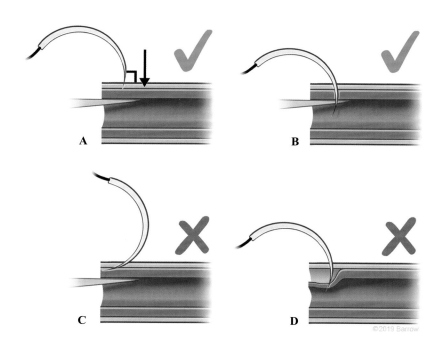

◀ 图 3-25　反压法：从外侧进针

A. 以直角穿刺管壁全部层次；B. 镊子在内侧对管壁施加反压力；C. 错误：非垂直进针；D. 错误：未用镊子进行反压可能导致内膜剥离

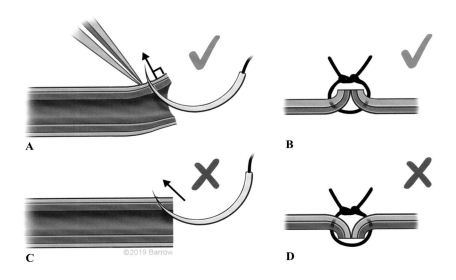

▲ 图 3-26 反压法：从内侧进针
A. 必须垂直进针，可以用镊子提起血管壁辅助进针；B. 打结后内膜层对合；C. 错误：非垂直进针；D. 错误：管壁内翻

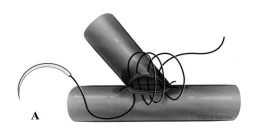

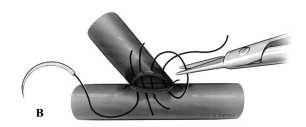

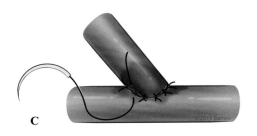

▲ 图 3-27 端 - 侧吻合的连续 - 间断血管缝合技术
A. 首先，疏松地连续缝合，保持管腔开放，避免血管变形。这种技术有助于为进针留出足够空间并选择合适的针距。B. 完成疏松连续缝合后剪断线圈。C. 将剪开的线圈打结，形成间断缝合，完成吻合

（4）端 - 侧吻合。

连续缝合的一个缺点是打结时可能使管壁形成皱褶。另一个缺点是缝线拉得不够紧，这样整条缝合线都是松的。行端 - 端吻合时，管腔狭窄的风险尤其不受欢迎，因此端 - 端吻合通常使用间断缝合。

（四）吻合类型

1. 端 - 端吻合

端 - 端吻合通常用于显微外科修复手术。吻合血管的管径必须完全相同。"时钟"原理将有助于准确定位血管。为了方便，想象将血管壁周长平分为 12 份，类似钟面。这种分法将帮助你估计间断缝合所需针数，以及针距。前两针置于前壁 10 点钟和 2 点钟方向（使用 Cobbett 偏心两角法 [13]）（图 3-28）。如果置于相对位置（3 点钟和 9 点钟方向），血管的前后壁将贴合在一起 [14]，这样很难在前后壁之间创造空间、在合适的位置进针而不损伤或不钩住对侧血管壁。如果两血管末端存在张力，第一个结可以打外科结（缠绕 2 圈）或"奶奶结"（滑结），这样在随后打牢固的水手结的过程中血管两末端位置不变。

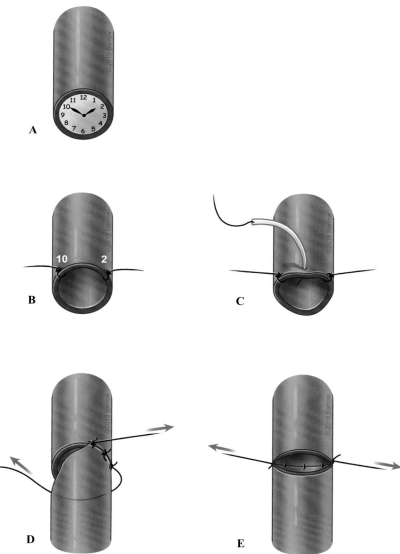

◀ 图 3-28　端 – 端吻合
A. "时钟"原理，用于确定血管壁周长上的位置；B. 使用 Cobett 偏心两角法完成锚定缝合，保留足够长的线尾，向两侧牵拉并固定在这个位置（图中未展示另一个血管末端）；C. 缝合吻合口前壁；D 和 E. 通过锚定针的牵引线旋转血管，缝合吻合口后壁

完成锚定针后，180° 旋转临时阻断夹，血管扭曲，显示后壁。合适的牵引线位置使吻合口轻微张开。第 3 针置于 6 点钟方向。然后围绕钟面按均等针距完成其余针脚。

图 3-29 示端 – 端吻合练习的详细步骤。硅胶管相对较硬，吻合过程中吻合口保持开放，而真实血管会贴合在一起。为了避免贴合，可以采用偏心两角法[13]，并通过彩色橡胶背景垫的细缝固定锚定针（图 3-30）。这将有助于保持吻合口两端的张力。

2. 端 – 侧吻合

端 – 侧吻合是神经外科手术最常用的吻合方式，用于颅内外直接搭桥术和颅内原位血供重建术。因此，大部分训练时间应用于练习这种吻合方式。端 – 侧吻合步骤如下。

（1）准备供体血管和受体血管。

（2）在供体血管"跟部"和"趾尖部"穿刺锚定针并留长线尾做牵引线。

（3）在受体血管使用临时阻断夹，进行动脉切开。

（4）行端 – 侧吻合。

（5）检查吻合情况。

构建端 – 侧吻合时可以选择不同的供体血管形状（图 3-31）。吻合血管的几何形状对其流

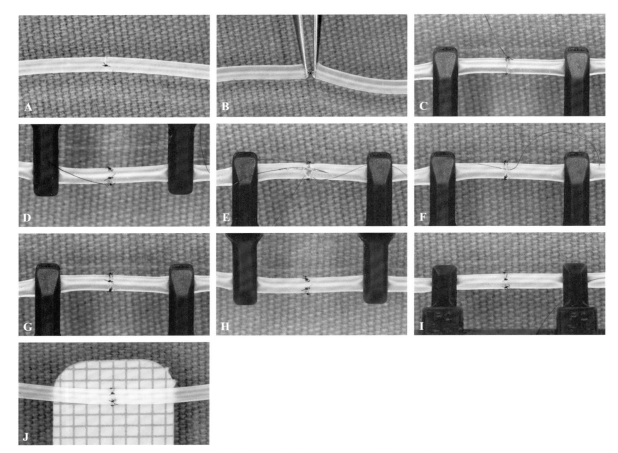

▲ 图 3-29 在直径 1mm 的硅胶管上进行端 - 端吻合步骤详解

A. 硅胶管两末端的端 - 端吻合，用单一 10-0 缝线固定。B. 这个视角从内部展示第一针。轻轻张开镊子分开硅胶管。注意硅胶偏硬的性质。不要用力推针、缝线或硅胶管，避免管壁意外撕裂。C. 两针相对的锚定针固定硅胶管末端。留一根长线尾有助于随后选择针的穿刺点。可以牵拉这根线尾延展管壁。D. 180° 旋转显微血管合拢夹（合拢部分图中未展示），在后壁上间断缝合 2 针。E. 将合拢夹转回原位显露前壁。从腔内检查后壁缝线是否松动。F. 在前壁上间断缝合 2 针。G. 完成吻合。H. 转动合拢夹再次检查后壁。I. 初始锚定针侧视角。注意，常见错误包括缝合不均匀，相邻针脚针距不等，可能导致出血或动脉狭窄。J. 在毫米网格纸垫片上观察完成的吻合

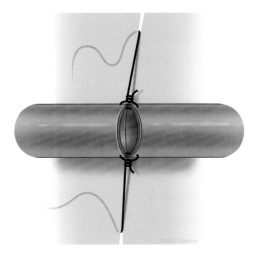

▲ 图 3-30 牵引线可以固定在彩色橡胶背景垫的细缝中

变学有重要影响，因此所选的几何形状是影响吻合口长期通畅性的因素之一。其他重要参数包括供体与受体血管之间的角度、血管直径、吻合前供体血管的弯曲和扭结[15]。剪切的角度和形状各不相同。根据吻合目的、血管结构、管壁厚度、血管直径及血流梯度，可以对供体和受体血管采取不同的剪切方式，如菱形或圆形。硅胶管始终保持开放，是练习供体血管不同剪切方式的完美模型。

显微外科中常对供体血管做鱼嘴状切口，因为这样会扩大吻合口面积。在创建鱼嘴状切口时，必须准确对合血管壁，不产生过大张力。吻

合口相当一部分由供体血管提供。供体血管"俯卧"并"拥抱"受体血管，使通过吻合口的血流增加，减少血栓形成的可能。鱼嘴状吻合另一点需要注意的是，如果斜切口和纵向切口长度相等（图 3-32），供体血管吻合口的急转弯处将正好位于其总长度的中点。了解这一点有助于完成合适长度的动脉切开术，并在跟部针脚和趾尖部针脚之间准确缝合中间针脚。

可以采用不同方式切开受体血管。首先，你可以用 11 号手术刀片或 30 号胰岛素注射器针头做线性切开。或者可以在血管壁上缝一固定针，提起线尾，用弯的显微剪做椭圆形动脉切开。也可以使用显微剪或成角垂直剪切的显微剪行动脉切开。

为了支撑管壁，以及避免血管壁皱褶，缝合前可以将一小段硅胶管插入受体血管中，在最后一针打结前取出[16]。通常采用标准方式缝合。第一针行"跟部"缝合，第二针行"趾尖部"缝合。然后在吻合口一侧行间断缝合。必要时翻转供体血管从腔内检查是否缝住对侧管壁。为了留出从腔内进行反压的空间，最后 2 针这样操作，以

连续缝合的方式穿刺血管壁，检查吻合口内侧情况，然后剪断线圈，依次打结以完成间断缝合。

进行动脉吻合时，针穿刺点距切口边缘的距离应为动脉壁厚的 1 倍或 2 倍。在静脉吻合时，边距应为 2 倍静脉壁厚。

采用反压法穿刺进针。首先将半张开的镊子置于管腔内，从内部向针穿刺点施加反压力。用这种方式进行反压有助于避免对侧管壁张力过大，避免穿刺部位撕脱，而且可以避免形成内膜瓣。另外能用镊子抓持针并拉出缝线。从内侧穿刺管壁也可以防止内膜瓣剥离。

3. 侧 - 侧吻合

临床少数情况下需要进行侧 - 侧吻合。用 2 个临时阻断夹将 2 个血管靠在一起并阻断血流。每根血管分别用一对显微夹固定，避免张力过大。血管壁靠近后，对 2 根血管行动脉切开。首先对后壁全部血管层次进行连续缝合。完成第一针锚定针后，关键的操作是在 2 根血管之间将针从腔外转移至腔内。这一步很重要，因为它决定了缝合方向，朝向自己或远离自己。你应该穿刺

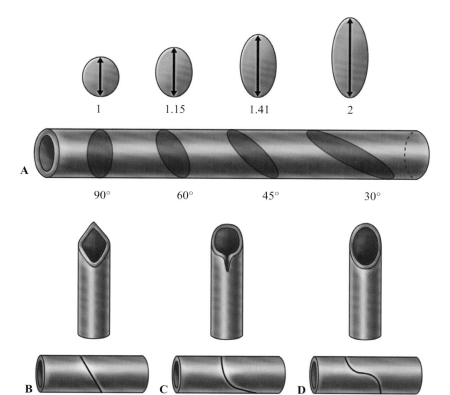

©2019 Barrow

◀ 图 3-31 供体血管形状
A. 切口长径增大，系数增大（1、1.15、1.41、2），取决于切开的角度。例如，以 30° 切开所得切口的长径是以 90° 垂直切开所得切口长径的 2 倍。B. 直型切开在供体血管趾尖部产生一个尖角。C. 曲棍球棒形切开在供体血管跟部产生一个尖角。D. 斜的平缓的 S 形切开使供体血管成椭圆形

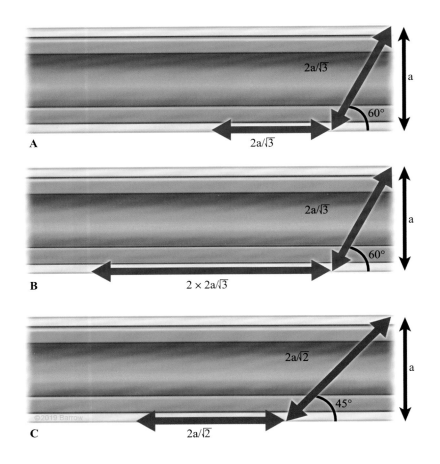

◀ 图 3-32　鱼嘴技术的不同方式和几何形状

A. 血管末端以 60° 斜行切开，侧壁切开长度等于斜切口长度；B. 同样以 60° 斜行切开，但侧壁切开长度为标准斜切口的 2 倍；C. 以更锐利的角度斜行切开（图示 45°），侧壁切开长度等于斜切口长度。图中给出了相对于血管直径的切开长度公式

下方的血管（血管呈水平方向）或左侧血管（血管呈垂直方向），这样后续可用右手朝向自己缝合。然后连续缝合吻合口边缘。

锚定缝合有 2 种方式。第一种是先在吻合口两端完成锚定针，然后在 2 针之间进行腔内连续缝合。这种方法很好，但 2 根血管靠得过近，在它们之间进针很困难。替代方法是只完成一针锚定缝合以固定血管位置。不缝合第二锚定针可以为器械在血管之间的操作提供更多空间，更容易使用反压法缝合。完成一针锚定缝合使得完成第 1 根缝线的 3 种方式成为可能。

（1）使用同一根缝合线完成连续缝合，线尾与最后一个线圈打结。

（2）用另一根缝合线进行第 2 针锚定缝合，第 1 根缝合线与之打结。

（3）不缝合第 2 锚定针，用同一根缝合线继续缝合吻合口前壁（不推荐，有狭窄风险）。

缝合第 2 锚定针的优点是最后缝合完成后它可以提供对连续缝线额外的收紧。如果没有这一针锚定针，由于过度牵拉缝合线导致血管皱褶的风险增加。前壁可以采用连续或间断缝合。

图 3-33 示在硅胶管上进行侧 - 侧吻合技术的详细步骤。

4. 缝线断裂的修复

连续缝合的中间位置缝线断裂是可以修复的（图 3-34）。应确保断裂的线尾位于血管外侧，而且长度足够抓持和打结。然后使用一根新的缝合线在吻合口另一侧相同位置继续缝合。由外向内进针，留一线尾以便后续与断裂的线尾打结。缝合至吻合口趾尖部或跟部时，线尾与最后一个线圈打结。然后在腔外收紧断裂线尾与新缝合线的线尾并打结。这种方法可以修复连续缝合，并且使 2 根线的张力相等，还可以防止连续缝合过紧或松动。

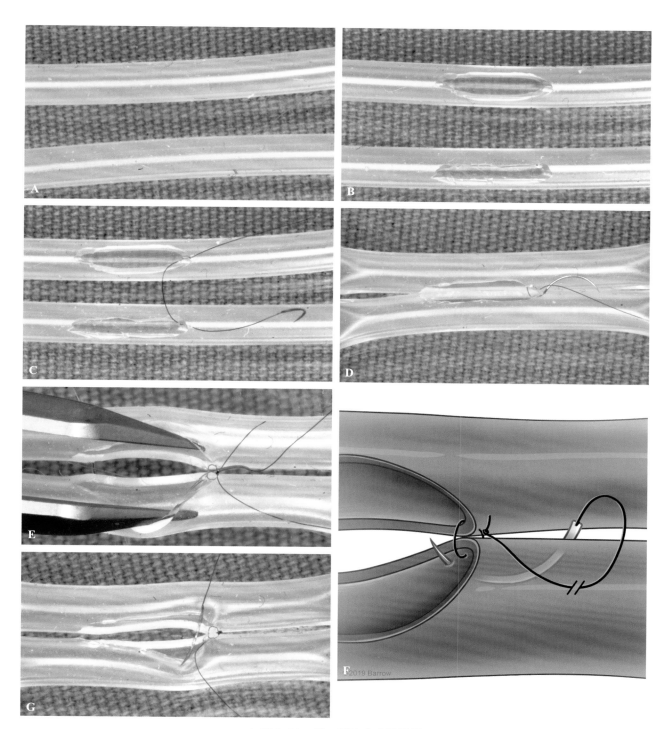

▲ 图 3–33　侧 – 侧吻合步骤详解

A. 2 根血管平行排列。B. 放置临时阻断夹（图中未展示）后做相同大小的动脉切口。线性切口对于小管径血管是足够的，但对于直径＞ 1mm 的血管，以及硬质硅胶管，为了最佳对合需要做椭圆形切口。C. 第 1 锚定针置于血管右侧。D. 收紧第 1 锚定针后 2 根血管被拉得更近。E 和 F. 照片和插图展示非常重要的一步，针从右侧 2 根血管之间、吻合口外侧从外向内穿刺下方血管的后壁。G. 然后从腔内后壁开始从右向左连续缝合

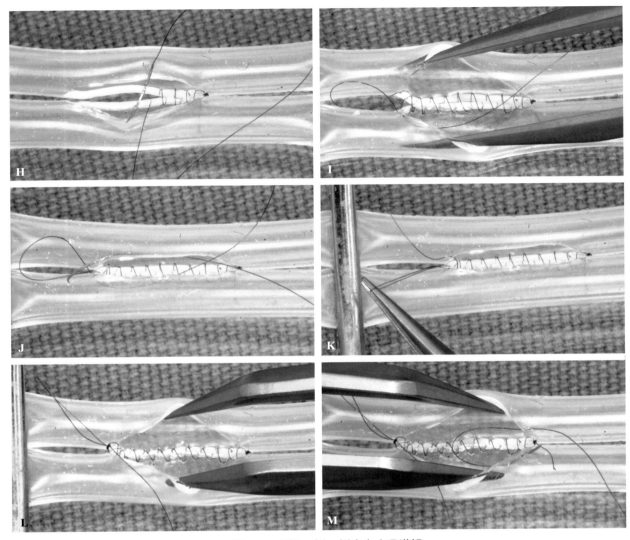

▲ 图 3–33（续）　侧 – 侧吻合步骤详解

H. 选择这个方向连续缝合在吻合口内部留出足够空间，以便左手器械进行反压。I. 从腔内出针时在吻合口的左角腔外留一个疏松的线圈为锚定结做准备。J. 然后将针从内向外穿出。K. 所留线圈与带针缝合线在吻合口左角相遇。L. 此时收紧后壁连续缝合线并打结固定。不剪线尾。M. 现在开始在前壁进行连续缝合，仍然从右向左，对于右利手外科医生这样是更舒服的

补充材料

学习显微血管缝合的主要目标如下。

- 在显微镜最大倍数下最小化生理性震颤。
- 锻炼心理稳定性，对抗紧张。
- 学习虽慢但精确的操作方法。
- 学习如何抓持血管外膜鞘并固定受体动脉。
- 学习使用反压法穿刺 3 层血管壁。
- 掌握双手缝合技术。

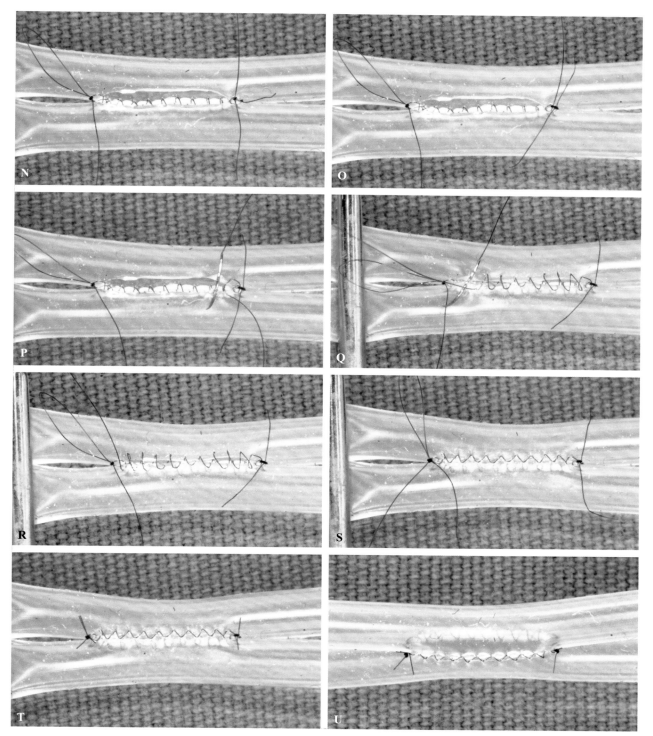

▲ 图 3-33（续）　侧 - 侧吻合步骤详解

N. 首先在右角打一固定结。O. 该缝合线也与后壁缝合线打结。P. 使用双层单次进针法在吻合口边缘从外向内再从内向外进行连续缝合。Q. 无须留外侧线圈，因为前壁缝合线可以与后壁缝合线预留线尾打结。R. 前壁与后壁缝合线尾对齐。S. 收紧连续缝合的线圈，前壁缝合线与后壁缝合线在吻合口左角打结。T. 剪掉线尾。U. 松开阻断夹并旋转血管，通过透明管壁显示吻合口

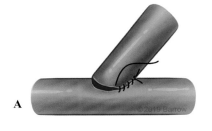
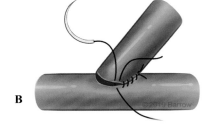
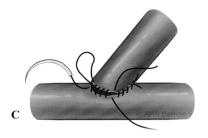
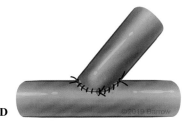

◀ 图 3-34　连续缝线断裂的修复
A. 连续缝线中间断裂；B. 使用新的缝线在吻合口另一侧相同位置开始缝合；C. 完成新的缝合并在吻合口趾尖部打结；D. 2 根缝线线尾在中间打结并固定吻合口

参 考 文 献

[1] Fargen KM, Turner RD, Spiotta AM. Factors that affect physiologic tremor and dexterity during surgery: a primer for neurosurgeons. World Neurosurg; 86: 384–389

[2] World Anti-Doping Agency. P2. Beta-blockers. 2016. Available at: https://www .wada-ama.org/en/content/what-is-prohibited/ prohibited-in-particular-sports /beta-blockers. Accessed December 3, 2019

[3] Elman MJ, Sugar J, Fiscella R, et al. The effect of propranolol versus placebo on resident surgical performance. Trans Am Ophthalmol Soc; 96:283–291, discussion 291–294

[4] Pointdujour R, Ahmad H, Liu M, Smith E, Lazzaro D. β-blockade affects simulator scores. Ophthalmology; 118(9):1893–1893.e3

[5] Humayun MU, Rader RS, Pieramici DJ, Awh CC, de Juan E , Jr. Quantitative measurement of the effects of caffeine and propranolol on surgeon hand tremor. Arch Ophthalmol; 115(3):371–374

[6] Hashimoto N, Kikuta K. Excellent basic cerebrovascular surgical skills. [in Japanese]. Med Publ (Oulu)

[7] Belykh E, Byvaltsev V. Off-the-job microsurgical training on dry models: Siberian experience. World Neurosurg; 82(1–2):20–24

[8] LifeLike BioTissue's Microvessels. Available at: http:// lifelikebiotissue.com /shop/obgyn-urology/microvessels. Accessed December 3, 2019.

[9] Mutoh T, Ishikawa T, Ono H, Yasui N. A new polyvinyl alcohol hydrogel vascular model (KEZLEX) for microvascular anastomosis training. Surg Neurol Int; 1:74

[10] Inoue T, Tsutsumi K, Adachi S, Tanaka S, Saito K, Kunii N. Effectiveness of suturing training with 10–0 nylon under fixed and maximum magnification (x 20) using desk type microscope. Surg Neurol; 66(2):183–187

[11] Matsumura N, Hayashi N, Hamada H, Shibata T, Horie Y, Endo S. A newly designed training tool for microvascular anastomosis techniques: microvascular practice card. Surg Neurol; 71(5):616–620

[12] Senior MA, Southern SJ, Majumder S. Microvascular simulator—a device for micro-anastomosis training. Ann R Coll Surg Engl; 83(5):358–360

[13] Cobbett J. Small vessel anastomosis. A comparison of suture techniques. Br J Plast Surg; 20(1):16–20

[14] MacDonald JD. Learning to perform microvascular anastomosis. Skull Base; 15(3):229–240

[15] Loth F, Fischer PF, Bassiouny HS. Blood flow in end-to-side anastomoses. Annu Rev Fluid Mech; 40:367–393

[16] Yaşargil M. Microsurgery: Applied to Neurosurgery. Stuttgart: Thieme; 2006

[17] Chen L, Chiu DT. Spiral interrupted suturing technique for microvascular anastomosis: a comparative study. Microsurgery. 1986;7:72-78.

[18] Rennert RC, Strickland BA, Radwanski RE, et al. Running-to-interrupted microsuture technique for vascular bypass. Oper neurosurg (Hagerstown). 2018;15:412-417.

第4章 第3天：湿式实验室显微外科训练中使用实验动物的基本原则

Day 3: Wet-Laboratory Microsurgical Training: Basic Principles for Working with Laboratory Animals

Evgenii Belykh　Nikolay L. Martirosyan　著

摘　要

使用实验动物进行显微神经外科训练通常被认为是对患者进行显微血管吻合之前的最后准备步骤。这类训练应从特定机构的指南就实验动物的使用和护理进行的训练课程开始。本章并没有取代这种体制训练，但旨在强调和简要总结关于实验室安全、动物护理、动物处理、麻醉和普通外科入路的关键要点。本章还提供了每次湿式实验室训练课程将使用的总结信息。

关键词

麻醉，动物护理，伦理学，显微神经外科训练，大鼠，手术方法，湿式实验室训练

一、使用实验动物的基本原则

在开始训练之前，你必须首先熟悉实验室的规则和处理实验动物。对实验动物的态度必须像对人类一样，以人道和尊重的态度来感谢它们的牺牲。

使用实验动物的申请应该得到机构伦理委员会的批准。在许多国家，都有一个正式的部门（如动物护理和使用委员会）来监督这类工作，并确保其符合国际标准。研究人员有责任确保对动物的照顾是规范的，如果有必要，要亲自照顾动物，包括喂食、喂水，在其疼痛或痛苦时对其进行麻醉，并在需要时立即实施安乐死。

考虑到处理实验动物信息的必要性和这方面的文献相对较少，我们决定在本章叙述每个接受显微外科训练的人都应该知道的基本原则。

二、3R 原则

在大多数国家，研究者都遵循 William Moy Stratton Russell 和 Rex Leonard Burch 在 1959 年提出的人道对待研究动物的"3R 原则"，包括"减少"（reduction）、"优化"（refinement）、"替代"（replacement）。减少（reduction）是指使研究人员能够从较少的动物中获得相当水平的信息或从相同数量的动物中获得更多的信息的方法；优化（refinement）是指减轻或减少被使用动物潜在的痛苦，并提高其福利的方法；替代（replacement）就是在有可能达到同样科学目的的情况下，使用

非动物替代动物的方法。

三、实验动物的疼痛和痛苦症状

当对实验动物进行研究时，能够识别到它们可能表现出的疼痛和痛苦的迹象是很重要的。疼痛被定义为一种与潜在或实际的组织损伤相关的不愉快的感觉和情感体验，或者以这种损伤为术语来描述（来自国际疼痛研究协会）。痛苦被定义为动物在试图应对体内平衡受到威胁时所表现出的生物反应，表 4-1 和图 4-1 给出了实验动物的疼痛和痛苦迹象。

四、麻醉

适当的镇痛和镇静以及对实验动物适当的护理，是研究人员的责任。诱导麻醉主要有注射麻醉和吸入麻醉两种方法。注射可通过静脉、腹腔或肌肉（图 4-2）途径进行。

麻醉方式的选择通常是基于某种药物的可获得性和正在进行的研究的特殊性。用于实验室大鼠麻醉的各种注射药物见表 4-2 [3-9]。啮齿类动物的代谢高于人类，药物的代谢和排泄速度更快。因此，其麻醉药的剂量与人类的有很大的不同。而许多麻醉药品的储存和使用需要特殊的许可和条件。

对于在显微外科训练中使用的大鼠，我们倾向于使用甲苯噻嗪/氯胺酮"鸡尾酒"法麻醉。推荐的组合是 8ml 氯胺酮（100mg/ml）+1ml 甲苯噻嗪（100mg/ml）+ 1ml 无菌等渗生理盐水，总共 10ml "鸡尾酒"。每 100g 肌内注射 0.1ml，最终达到 10mg/kg 甲苯噻嗪和 80mg/kg 氯胺酮。

实验动物体积小，注射溶液体积也应该小（表 4-3）。对于水性溶液，应旋转肌内注射部位。对于非水溶液，每天肌内注射部位≤ 2 个，皮下注射部位≤ 3 个。由于存在腹膜炎的风险，腹腔注射在生存实验中应尽量减少。

表 4-1 实验动物与疼痛或痛苦相关的潜在迹象

症 状	实验动物		
	小鼠	大鼠	兔
进食水减少	+	+	+
体重减轻	+	+	+
自我孤立/隐藏	+	+	+
自残，啃咬四肢	+	+	+
呼吸急促	+	+	+
张口呼吸	+	+	+
腹式呼吸	+	+	+
磨牙	−	+	+
咬/叫/攻击	−	+	+
运动增加/减少	+	+	+
蓬乱的外表（毛发竖立、蓬乱或毛色暗淡）	+	+	+
姿势异常（如压头、弓背）	+	+	+
睡眠不安	−	+	+
流泪（包括卟啉染色），缺乏眨眼反射	−	+	+
瞳孔扩大	−	−	+
肌肉僵硬，肌张力降低	+	+	+
脱水/皮肤隆起/眼窝凹陷	+	+	+
抽搐、颤抖、震颤	+	+	+
嘶叫（罕见）	+	+	+
手术部位周围发红或肿胀	+		
唾液分泌增加			+

经许可，转载自 Office of Animal Care and Use: Guidelines for Pain and Distress in Laboratory Animals: Responsibilities, Recognition and Alleviation. Bethesda, MD: Office of Animal Care and Use, National Institutes of Health, 2015. 可以在: https://oacu.oir.nih.gov/animal-researchadvisory-committee-guidelines 获取更多信息

五、失血

如果在手术期间或采血时失血，应遵循表 4-4 中描述的参数。在损失总循环血液容量的 7.5% 后，动物需要 1 周的恢复；失血 10% 后，需要 2 周的恢复时间 [10]。

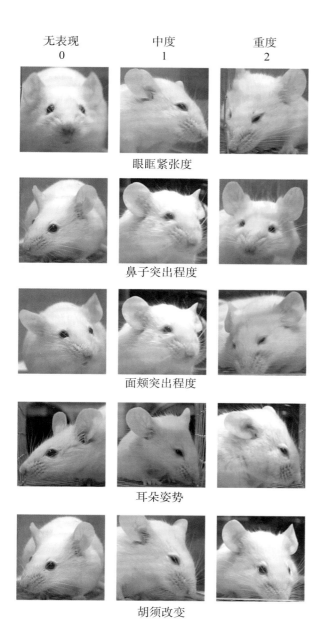

| | 无表现
0 | 中度
1 | 重度
2 |

眼眶紧张度

鼻子突出程度

面颊突出程度

耳朵姿势

胡须改变

▲ 图 4-1　通过对实验鼠的痛苦面部表情进行编码，可以识别和了解动物的疼痛和痛苦程度。主观地将痛苦的表情从 0（无表现）～ 2（重度）进行整体疼痛 / 无疼痛评估

经许可转载，引自 Langford DJ，Bailey AL，Chanda ML et al.Langford DJ，Bailey AL，Chanda ML，et al. Coding of facial expressions of pain in the laboratory mouse. Nat Methods. 2010；7：447–449.

六、安乐死

实验应该有人道的结束，所以对实验动物的实验应进行安乐死。根据美国兽医协会的观点，安乐死的方法分为可接受的、有条件的可接受的

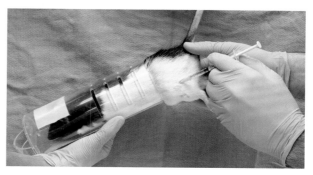

▲ 图 4-2　大鼠肌内注射药物麻醉

抓住老鼠的尾巴放入限制器内，方便安全地将药物注射到动物大腿肌肉

（需要机构的动物护理和使用委员会批准的科学理由）或不可接受的[11]。

可接受的安乐死方法

我们认为可以接受以下安乐死方法。

- 巴比妥酸盐（大多数物种）。
- 二氧化碳——仅限瓶装气体（大多数物种）。
- 吸入麻醉药（大部分物种）。
- 微波（商用级）照射（小鼠和大鼠）。
- 三卡因甲磺酸（简称 TMS 或 MS-222；鱼类、两栖动物）。
- 盐酸苯佐卡因（鱼类、两栖动物）。
- 束缚式穿透螺栓（马、反刍动物、猪）。
- 乙醚和一氧化碳对许多物种都是可以接受的，但对操作人员来说相对危险。

1. 有条件的可接受的安乐死方法

以下安乐死的方法被认为是有条件接受的。

- 颈椎脱白法（鸟类、小型啮齿动物和兔子）。
- 断头法（鸟类、啮齿动物等）。
- 脑脊髓刺毁法（一些变温动物）。
- 各种药理和物理方法。

2. 不可接受的安乐死方法

以下安乐死方法是不可以接受的，也不得使用。

- 水合氯醛、氯仿和氰化物。
- 减压术。
- 神经肌肉阻滞药。

表 4-2　大鼠可注射麻醉药及使用剂量

药　物	商品名	剂　量	效　果	持续时间（min）	睡眠（min）	参考文献
氯胺酮 + 乙酰丙嗪		30~75mg/kg + 2.5~3mg/kg，IM 或 IP	浅麻醉	20~30	120	[3, 5]
氯胺酮 / 地西泮	安定	40~80mg/kg + 5~10mg/kg，IP	浅麻醉	20~30	120	[3, 5]
氯胺酮 + 右美托咪定	多咪静	60~80mg/kg + 0.1~0.25mg/kg，IP	外科麻醉 / 不应再给予右美托咪定	20~30	120~240	[3, 4]
氯胺酮 + 咪达唑仑	咪唑安定	50~100mg/kg + 5~10mg/kg，IP 或 IV	浅麻醉	20~30	120	[3, 5]
氯胺酮 + 甲苯噻嗪	隆朋	50~100mg/kg + 5~10mg/kg，IP 或 IM	手术麻醉时，不应该再给药	20~30	120~240	[3, 7]
1% 美索比妥溶液	美索比妥	7~15mg/kg，IV	浅麻醉	5	10	[6]
戊巴比妥	戊巴比妥钠	30~60mg/kg，IP	浅麻醉	15~60	120~240	[3, 7, 8]
丙泊酚	得普利麻	7.5~10mg/kg，IV（诱导）；44~55mg/（kg·h）（维持）	外科麻醉	5	10	[3, 6]
硫喷妥钠	喷妥撒	30mg/kg，IV；5g/kg，IP	外科麻醉	10	15	[3, 5]
乙胺噻吩环己酮 / 唑拉西泮	达那唑	30mg/kg，IV；50mg/kg，IP	浅麻醉	15~25	60~120	[9]
a 乌拉坦		1000mg/kg，IP	外科麻醉	360~480	60~120	[3]

IM. 肌内注射；IP. 腹腔内注射；IV. 静脉注射。a. 肿瘤诱导药，仅在非恢复实验中使用

表 4-3　适宜的给药量（及可能的最大剂量）

种　属	给药途径，用量，ml/kg a					
	Oral	SC	IP	IM	IV（静脉推注）	IV（缓慢注射）
小鼠	10（50）	10（40）	20（80）	0.05b（0.1）b	5	（25）
大鼠	10（40）	5（10）	10（20）	0.1b（0.2）b	5	（20）
兔	10（15）	1（2）	5（20）	0.25（0.5）	2	（10）

Oral. 口服；IM. 肌内注射；IP. 腹腔内注射；IV. 静脉注射；SC. 皮下注射。a. 括号中的数字表示可能的最大剂量；b. ml / 部位（经许可转载，引自 Diehl 等[10]）

表 4-4　总血容量和推荐的最大血样本量

种属（体重）	总血容量（ml）	失血量（ml）			
		7.5%	10%	15%	20%
小鼠（25g）	1.8	0.1	0.2	0.3	0.4
大鼠（250g）	16	1.2	1.6	2.4	3.2
兔（4kg）	224	17	22	34	45

经许可转载，引自 Diehl 等[10]

- 各种药理和物理方法。
- 干冰产生二氧化碳。

七、动物研究中的危险

在实验室中使用实验动物可能会遇到以下危险。

- 由尿液、皮屑、毛发等引起的过敏。
- 被鼠咬伤，兔子踢伤，抓伤。
- 传染病（如人畜共患病、汉坦病毒属和淋巴细胞脉络丛脑膜炎病毒）。
- 实验动物传播疾病，这是在实验室中为什么保持严格的隔离措施的一个原因，包括穿特殊的实验服或长袍，在进入时换鞋，并限制只能进入必要的工作人员来处理动物。
- 针头（可能涉及注射有毒物质、病原体或肿瘤细胞）。
- 吸入有毒物质（如致癌物质福尔马林）。

使用实验动物应严格遵守规则，必须穿戴干净的防护服，包括实验室外套、帽子、面具、手套和鞋子。在实验室里，应该避免触摸自己的脸和眼睛。处理针头时应特别注意。处理动物时应格外小心，根据需要使用限制装置或镇静。动物室必须有良好的通风性，特别是在使用吸入性麻醉药和福尔马林时。门应保持关闭，以限制外来人员进入动物室。离开实验室后，应用消毒液和清水彻底清洗手和面部。

八、在湿式实验室内进行显微神经外科训练

使用生物材料进行的显微神经外科训练，如活体动物，也被称为湿式实验室训练，湿式实验室使学员能够获得解剖生物组织和构建吻合的技能。采用实验动物的训练可为学员提供一个独特的机会来评估吻合口的长期通畅性。这种类型的训练被认为是最有效的，但它也需要更多的设备。

以下几章介绍了在湿式实验室中训练神经外科实践所需技能的基本练习。这种练习不仅可以提高显微神经外科技能，而且可以为整个神经外科职业生涯提供支持[12]。

本章将作为大鼠特定解剖区域的方法的参考指南，因此接下来的章节将不会重复这些信息，而是将集中在吻合和其他显微外科技能的技术方面。

麻醉诱导后，将大鼠置于托盘上（图 4-3）。四肢用胶带或橡皮筋固定。用手术刀、剃须刀片或脱毛膏等去除手术部位的毛发。剪掉的毛发应该用胶带彻底去除，这样在显微外科过程中就不会分散学员的注意力。在长时间的训练中，特别是在生存实验时，必要时应使用加热工具，如红外灯或加热垫，以保持动物正常温度。一般情况下老鼠在 1～2h 的操作后需要追加麻醉药，所以应该提前准备麻醉药物。

（一）股神经血管束入路

为了显露股神经血管束，在髂区做一个皮肤切口，可以是平行或垂直于血管束的直切口，也可以是皮瓣（图 4-3）。位于皮肤之下，在躯干肌和股肌之间，有一个脂肪组织垫，包含腹壁动脉和静脉，应向上翻起此脂肪组织。之后，可以用该组织瓣覆盖吻合口止血。从 2 点钟方向开始，到 11 点钟方向结束（接近左侧时），顺时针旋转切开脂肪垫，然后向上翻起。这种方法可以显露股四头肌和胭肌之间的神经血管束，也可以保存带血管蒂的脂肪瓣。位于腹壁内侧的肌肉应该用特制的牵开器向内侧牵开，直到可以看到腹股沟韧带为止。这条韧带是一条白色很厚的韧带，作为分离近端边界的标志。然后将牵开器放置在合适的位置，为解剖创造一个广阔的手术视野。

显微镜设置为低倍，用于血管的解剖。深色的股静脉比动脉看上去更明显。通过直径可以区分动静脉，动脉直径（1.0～0.8mm）比静脉小，还有它的颜色（因外膜较厚因此比静脉颜色浅）、

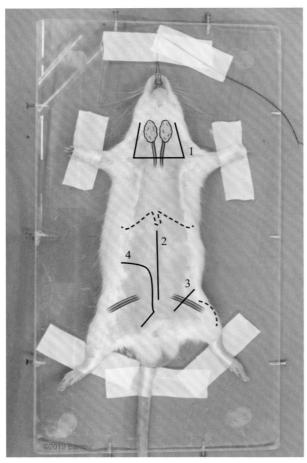

▲ 图 4-3　手术前固定实验大鼠。切口部位用黑色标记

1. 颈动脉入路（皮瓣切口）；2. 腹腔入路（经中线开腹术）；3 和 4. 股血管束入路。膝关节（紫色虚线）是股动脉和股静脉（红色线和蓝色线）位置的标志。股血管束从腹股沟韧带发出并向外侧稍低于膝关节的方向延伸。深蓝色虚线标记下肋缘。粉色线标示了颌下腺

可见的搏动及它的位置（通常位于静脉深方）。薄的、半透明的股神经，包含 3～5 束，位于动脉附近。这条神经需要非常仔细地解剖。应将静脉、动脉、神经与周围组织分离，游离 1cm 的血管。通常可以在解剖开始时遇到的上腹血管束近端解剖血管节段进行吻合，该处血管直径比上腹支远端血管直径大。

从近端到远端，左手用显微镊提起覆盖神经血管束的外膜，右手用显微剪从血管上锐性切开结缔组织。从周围组织解剖血管的基本技术几乎与所有血管相似，包括大鼠的股动脉和静脉的解剖、人类颞浅动脉的解剖和部分人类的大脑皮质

血管的解剖（图 4-4）。

在入路中段有一条小动脉分支，称为 Murphy 动脉，从股动脉后壁发出（图 4-5）。该分支应该用 10-0 线结扎以使股动脉游离。该动脉撕脱可造成严重出血，需要后续修复。在吻合过程中，干净和无血的手术视野的重要性是不可低估的。入路术野表面应不断用肝素化等渗液湿润，以防止组织在显微镜下干燥。使用小的纱布、棉球或棉棒来清除血液和多余的液体。局部应用罂粟碱溶液可预防血管痉挛。当血管从周围组织中分离出来后，就可以在练习中使用。

（二）颈部血管入路

根据实验目标的不同，可以采用直切口，也可以采用弧形的皮肤切口。生存实验应选择直切口，终止实验可选择大皮瓣，工作空间大，便于解剖，吻合口附近毛发少。颈动脉显露的主要步骤如图 4-6 所示，在解剖颈筋膜时要注意，颈筋膜内含有许多静脉和小动脉，包括颈静脉，在解剖过程中牵拉时，颈静脉可能看起来像无血管组织。血管的不小心损伤可能导致严重出血。显露颈部肌肉后，斜行的胸锁乳突肌应向外侧牵拉。如果需要切开这块肌肉以充分显露，则应注意小心电凝或结扎它的供血血管。将胸锁乳突肌与中线肌分开后，最后一块覆盖颈动脉的薄肌显露出来。这条肌肉可在将其血供结扎、电凝切断后，向外侧牵开或切断。

颈动脉可以看作是包含在白色迷走神经束中的一根搏动的血管。应小心解剖动脉的近端和远端，以防止损伤迷走神经，因为损伤迷走神经可能影响动物的存活。

（三）中线剖腹手术

中线开腹术是一种切口较大的有创性入路（图 4-7），如果有多个入路，最好最后进行。这种方法相对简单。生存实验需要特别小心，注意无菌条件，而终止实验则注意事项相对较少。显露的腹腔内容物应不断地润湿，以防止其干燥。通常

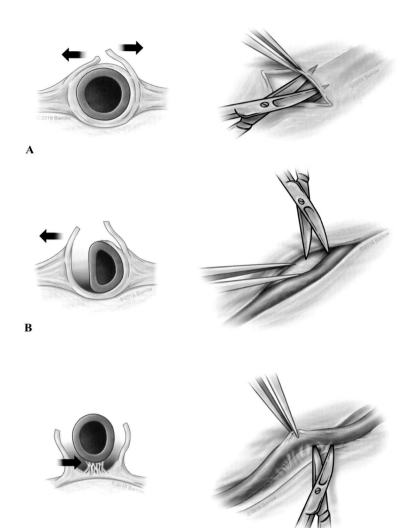

◀ 图 4-4　从结缔组织鞘解剖血管的技术。在覆盖血管的结缔组织上做一短的切口

A. 从动脉上壁直接钝性分离鞘，然后，沿动脉切开；B. 解剖一侧动脉，然后解剖另一侧；C. 最后，夹持外膜周围组织提起动脉，用显微剪松解动脉底部粘连

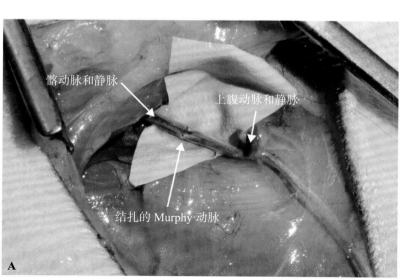
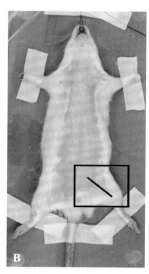

▲ 图 4-5　股血管显露

A. 在上腹血管束近端解剖左股动脉和静脉；B. 手术入路的解剖位置和方向

将动物的肠道取出后向右牵拉，并放置在湿润纱布中。主动脉和腔静脉通常隐藏在一层脂肪组织下面，但很容易通过搏动识别出来。主动脉位于腔静脉的左后方，它明显比腔静脉更细，更亮。

了解大鼠解剖和各种入路的实验方法，可以安全、快速地解剖，可以为实际的吻合训练节省时间。然而，在解剖动物脆弱的组织时，要注意轻柔的组织处理训练。准备无血、干净、湿润（不干燥！）和无障碍的手术野是吻合成功的关键因素之一。

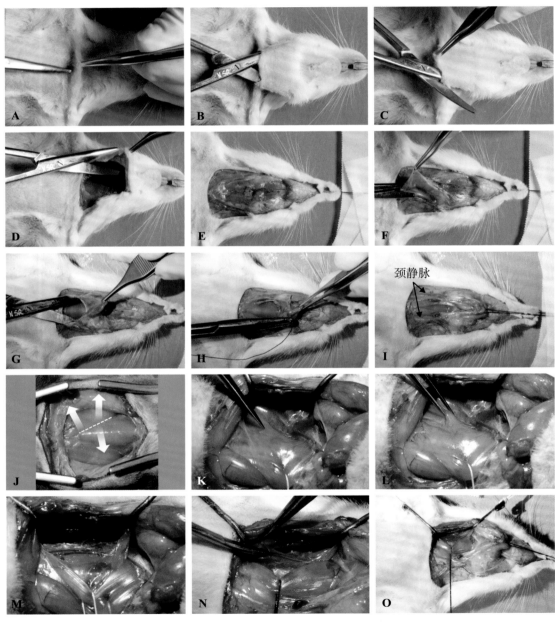

▲ 图 4-6 颈动脉入路

A. 在胸骨上切开皮肤；B. 用剪刀进行皮下解剖；C 和 D. 在左侧和右侧分别做垂直切口，形成皮瓣；E. 向上翻转皮瓣并缝合固定；F. 从胸骨开始解剖筋膜；G. 沿颈静脉切开筋膜，注意不要损伤血管，下颌下腺体很容易识别，应向头侧牵开；H. 将筋膜瓣向上翻转并缝合固定；I. 在这一步或稍后阶段可识别并解剖颈静脉；J. 使用特制的牵开器将肌肉牵拉到两侧；K. 显露覆盖颈动脉的斜行肌束；L. 钝性解剖；M. 用 2 个牵开器向外侧牵开；N. 用剪刀切开颈动脉鞘；O. 最后显露迷走神经和颈动脉

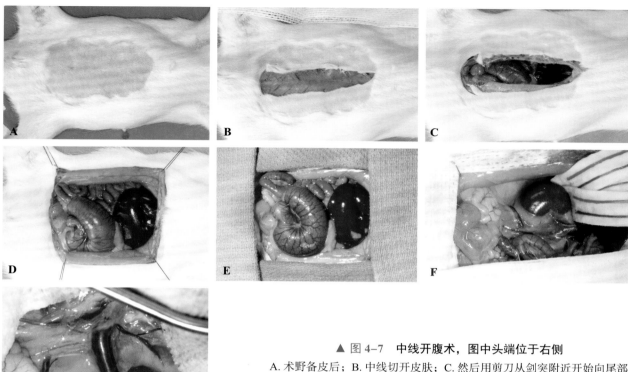

▲ 图 4-7　中线开腹术，图中头端位于右侧

A. 术野备皮后；B. 中线切开皮肤；C. 然后用剪刀从剑突附近开始向尾部切开腹膜；D. 将切口边缘牵拉至两侧并缝合；E. 纱布覆盖手术野；F. 将肠道移开，用湿润的手术纱布覆盖，显露右肾、主动脉和下腔静脉，肝也可以用湿棉片向上牵起；G. 显露左肾，术野中心可见肾静脉

参 考 文 献

[1] Russell WMS, Burch RL. The Principles of Humane Experimental Technique. London: Methuen; 1959

[2] Carstens E, Moberg GP. Recognizing pain and distress in laboratory animals. ILAR J; 41(2):62–71

[3] Flecknell PA. Laboratory Animal Anesthesia. 3rd ed. London: Academic Press; 2009

[4] Boston University Research Support. Compliance. Available at: http://www .bu.edu/researchsupport/compliance/. Accessed March 23, 2018

[5] University of California, San Diego, Animal Care Program. Tranquilizers, analgesics and anesthetics for use in rodents & lagomorphs. 2013. Available at: http://blink.ucsd.edu/_files/sponsor-tab/iacuc/Rodent_Rabbit_Anesthesia.pdf . Accessed December 3, 2019

[6] West Virginia University Institutional Care and Use Committee. WVU IACUC Approved Guidelines: Anesthesia and Analgesia in Rats. SOP no. 11–012: West Virginia University; 2011

[7] Fish RE, Brown MJ, Danneman PJ, Karas AZ. Anesthesia and Analgesia in Laboratory Animals. 2nd ed. New York, NY: Academic Press; 2008

[8] Carpenter JW. Exotic Animal Formulary. 3rd ed. St. Louis, MO: Elsevier Saunders; 2005

[9] Hillyer EV, Quesenberry KE. Ferrets, Rabbits, and Rodents: Clinical Medicine and Surgery. 1st ed. New York, NY: W.B. Saunders; 1997

[10] Diehl KH, Hull R, Morton D, et al. European Federation of Pharmaceutical Industries Association and European Centre for the Validation of Alternative Methods. A good practice guide to the administration of substances and removal of blood, including routes and volumes. J Appl Toxicol; 21(1):15–23

[11] American Veterinary Medical Association. AVMA Guidelines for the Euthanasia of Animals: 2013 Edition. 2013. Available at: https://www.avma.org/KB /Policies/Documents/euthanasia. pdf. Accessed December 3, 2019

[12] Ryuhei K, Ken-ichiro K. Off-the-job Neurosurgical training System at University of Fukui: lifelong education for neurosurgeons. Jpn J Neurosurg.; 19(5): 388–394

第 5 章　第 4 天：基本的动脉吻合术（练习 1）

Day 4: Exercise Set 1: Basic Arterial Anastomoses

Evgenii Belykh　Nikolay L. Martirosyan　著

摘　要

本章描述了在生物组织上进行血管显微吻合的基础技术，并介绍了血管显微缝合的原则。此外，还对端 – 侧吻合、端 – 端吻合和侧 – 侧吻合中连续缝合法和间断缝合法进行了阐述。

关键词

颈动脉，端 – 端吻合，端 – 侧吻合，股动脉，实验动物，大鼠，侧 – 侧吻合

一、血管吻合

小动脉血管壁由三层结构组成，从管腔面向外分别是内膜、中膜和外膜。内膜由单层内皮细胞和内弹性膜组成。老年患者内膜中常见血管平滑肌细胞增生和粥样硬化。中膜占血管壁厚度的80%，根据动脉节段的顺序，由不同层次的平滑肌细胞，少量的弹性纤维和胶原纤维组成。在脑血管的小终末支中，中膜弹性纤维通常缺失，而主要由网状纤维和平滑肌细胞组成。在这三层中，由于其明显的胶原网络，中膜为血管缝合提供了最大的强度[1]。外膜则具有最容易诱发血栓形成的特性。

显微血管缝线有几个基本要求。完美的缝线需要达到如下效果。

- 血管不会发生严重渗血。
- 内膜精确地对合。
- 经久耐用。
- 不会导致管腔变窄。

- 管腔内不留缝线或外膜。

血管吻合的主要要求是足够紧密以防止渗漏。选择合适的针和缝线是血管吻合成功的重要因素之一。尽管有时端端显微吻合使用的是直针，但大多数显微外科缝合针是弯曲的。训练时可以选择便宜的、非无菌的缝合线，但手术时只能使用特殊的缝合针线。通常使用以下尺寸的缝合线，< 1mm 直径的血管用 11-0 线，1mm 直径的血管用 10-0 线，2mm 直径的血管用 9-0 线，> 2mm 直径的血管用 8-0 或以上的线。颈动脉用 6-0 线缝合。

两条管径不等的血管吻合时，仅允许在血管的自然弹性范围内适当延展。血管壁过度拉伸会损害内膜或整个血管壁，在术中或术后可能导致出血或血栓形成，血管壁吻合的薄弱处也可能导致动脉瘤的形成。

血管缝合必须精确，内膜层的对合在血管缝合中非常重要。肌膜或外膜不能进入已缝合血管的管腔，否则可能导致血栓形成和吻合失败。

当一侧的所有结都打好后，应将血管翻转从内部检查缝合的质量。常见错误如图 5-1 所示。

二、练习：大鼠颈动脉的端-端吻合

这项练习模拟了罕见的神经外科端-端吻合，主要用于颅内原位血管重建。进行端-端吻合是一项相对简单的任务（图 5-2，视频 5-1）。然而，有几个关键的细微差别是成功或失败的关键。

首先，应该准备一个干净、宽敞的手术区域并且有足够长度血管可用。然后，选择以下 2 种方式应用血管合拢器。第一种方法也是最常见的方法，将血管合拢器水平放置用于前壁的显露，然后将其旋转 180° 用于后壁的显露。如果血管长度允许这种程度的轴向旋转，就可以采用这种方法。第二种方法是垂直使用血管合拢器，将其在一个方向上旋转 90°（用于前壁显露），然后在另一个方向上旋转 90°（用于后壁显露）。这种方法适用于无法进行太多轴向旋转的短血管。如果不能旋转（相对常见），那么可以从内部缝合后壁，就像侧-侧吻合一样，或者你可以使用单一的固定缝合技术。

应从血管末端剥除一定距离的外膜，以确保安全方便地合拢血管末端和选择合适的进针点，通常为血管直径的一半。动脉在这一步将处于收缩状态，所以你可能想要用扩张器或镊子将其扩张，这将帮助你在后续吻合时针距均匀。固定缝线通常用于显微外科端-端吻合术，因其有助于保持血管腔的开放。使用时，固定缝线置于动脉的游离端，并固定在硅胶垫的缝隙或合拢器上。然而，在神经外科中，动脉通常没有那么细，所以这一步可以省略。此外，并非所有颅内手术均留有合拢器的空间，因此它们在实际手术中使用的可能性较小。

开始血管间断缝合有 3 种常见的方法，包括 2 根固定缝线 180° 分开[2]，2 根固定缝线 120° 分开[3]，或者 1 根固定缝线置于后壁，从两侧连续缝合。

缝合时，用镊子轻轻夹持残余的外膜，避免对中膜和内膜施加压力。使用反压法来进针。对于大鼠颈动脉端-端吻合，通常 8 针就足够了，但如果需要也可以额外缝针。另外，及时从内部检查管腔，在所有缝线收紧之前，最好确认是否缝及后壁。通常在小血管中，管壁是半透明的，所以如果透过管壁可以看到针，就意味着针通常只在 1 层以下；但如果看不到，通常在 2 层以下，这意味着血管的对侧壁被针无意带入或困在结里，这是应该避免的。吻合完成后，检查出血情况，必要时止血，并检查吻合口的血流量。

可以在同一动物的不同血管上练习多种端-端吻合，将这些吻合与其他类型的吻合相结合。

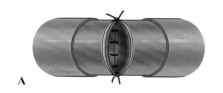

A

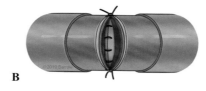

B

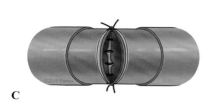

C

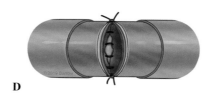

D

◀ 图 5-1　吻合可能出现的错误
A. 松散结（缝线松脱在血管腔内）；
B. 内膜剥离；C. 血管壁被缝线切割，内膜剥落；D. 外膜位于血管腔内

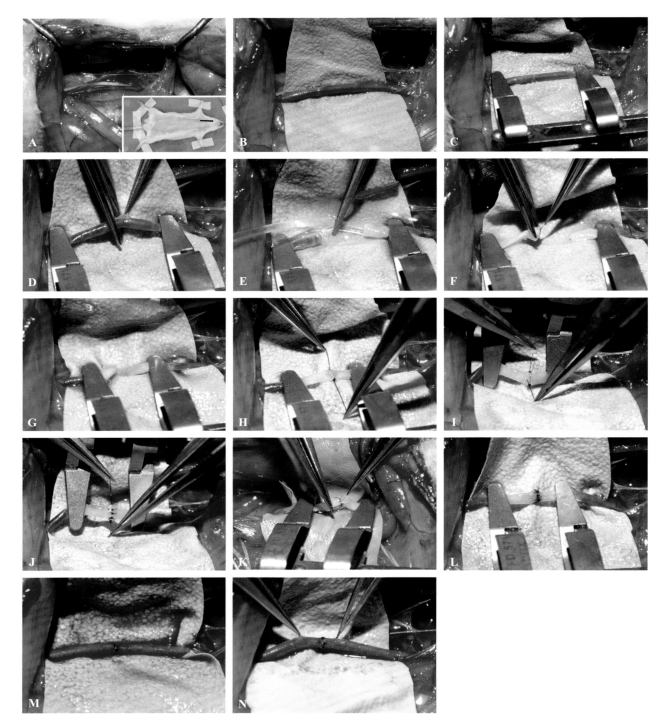

▲ 图 5-2　大鼠颈动脉端 – 端吻合（视频 5-1）

A. 解剖颈动脉，插图显示手术入路的位置和术野的方向；B. 在动脉下方放置乳胶垫；C. 放置显微合拢器；D. 从中间剪开血管；E. 用肝素化盐水冲洗；F. 轻轻去除吻合血管的末端的外膜；G. 然后通过移动合拢器的一个夹子使剥除外膜后的血管末端彼此靠近；H. 在血管的相对位置缝合前 2 针锚定针；I. 合拢器旋转 180° 以显示血管的另一侧；J. 先用 1 根缝线缝合后壁；K. 从内部检查血管管腔是否有缝合错误；L. 缝合前壁；M. 取下夹子，通常会观察到少量出血；N. 进针部位的出血只需轻轻按压通常会在几分钟内自行停止

建议尝试 3 种不同的固定缝合法，选择不同的血管方向，让训练课程丰富多彩，趣味十足。

> **补充材料**
> - 血管壁只能夹持外膜或用反压法支撑。当镊子挤压血管壁时，血管内皮可能受损，导致血栓形成。

三、练习：大鼠颈动脉端 - 侧吻合——连续缝合法

这项练习模拟了颞浅动脉与大脑中动脉端 - 侧吻合术。在此练习中，首选颈动脉而非股动脉，因为股动脉比大脑中动脉管径小得多，而且这项练习可以在一只动物身上进行 2 次。由于大鼠通常有一个发育良好的 Willis 环，当计划进行生存实验时，它们可以很容易地耐受一侧颈动脉的闭塞。

进入颈动脉的入路将在第 4 章中描述。从组织中分离动脉后，选择一条动脉作为供体，另一条作为受体（图 5-3）。大鼠颈动脉端 - 侧吻合技术如图 5-4 所示。将供体动脉近端和远端阻断，在远端剪断，然后跨过中线绕到对侧。路径取决于颈动脉的可用长度。较长的颈动脉可以在气管前面跨过中线，而较短的血管蒂可以在气管后面通过。然后将供体动脉远端结扎。

先用未使用过的 27 号针，然后使用显微剪

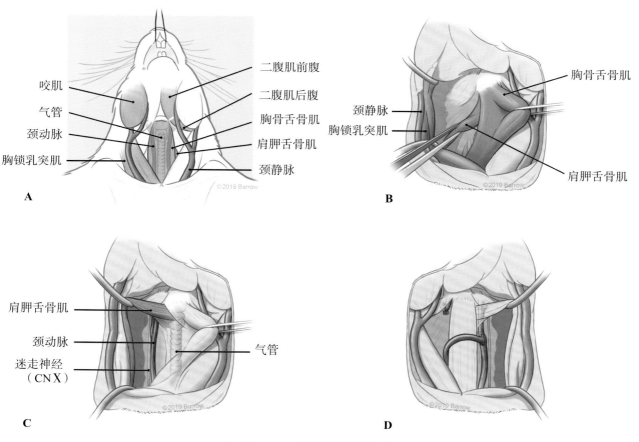

▲ 图 5-3　大鼠颈部血管的训练

A. 颈动脉和颈静脉在颈部的位置；B. 胸骨舌骨肌向内牵拉，胸锁乳突肌向外牵拉，肩胛舌骨肌跨过手术区域；C. 肩胛舌骨向上外侧牵开，显露颈动脉和迷走神经；D. 右侧颈动脉远端与左侧颈动脉的端 - 侧吻合。在这项练习中，颈动脉的近端也可以用来代替远端

在受体血管上进行线性动脉切开术。第 3 章描述了切开供体血管和端 – 侧吻合的最佳方法（图 3-31 和图 3-32）。学员可以先练习经典的鱼嘴切开法，以了解实现扩大吻合口的最理想的血管切开角度。应使用肝素化生理盐水来保持血管湿润。图 5-4 和视频 5-2 展示了用连续缝合构建的吻合口。在完成端 – 侧的固定缝线后，先缝合后壁，再缝合较为容易的前壁。在打最后一个结之前，暂时松开远端阻断夹，冲洗掉潜在的血栓和空气。

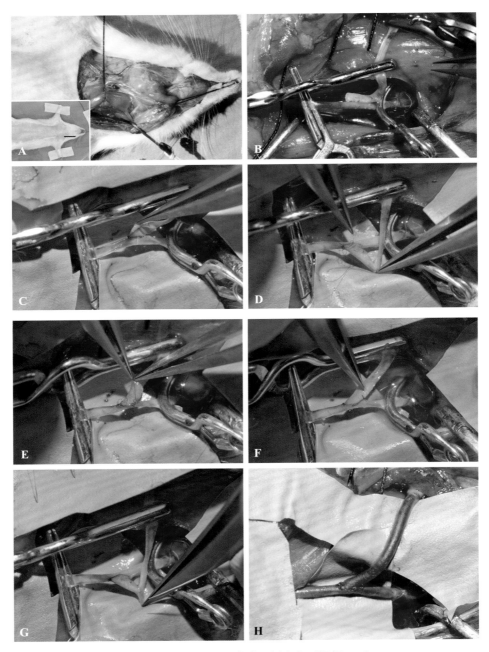

▲ 图 5-4　大鼠颈动脉端 – 侧吻合（视频 5-2）

A. 动物体位和颈动脉入路的视图，插图显示手术入路位置和术野方位；B. 解剖双侧颈动脉，右侧颈动脉近心端结扎，跨过左侧肌肉，与对侧颈动脉对齐；C. 在后壁连续缝合完成后，从内部检查管腔；D. 收紧连续缝线并打结；E. 按从右向左的方向连续缝合前壁；F. 前壁缝线收紧；G. 收紧前后壁缝合线；H. 去除临时夹并止血后的视图

四、练习：颈动脉动脉襻的双端 – 侧吻合

这项练习将通过颈动脉双端 – 侧吻合来创建一个动脉襻。在完成左右颈动脉的端 – 侧吻合后，再次结扎并切断同一条颈动脉的尾侧。然后，动脉的这一游离端在对侧、第一个吻合口的远端或近端与受体颈动脉吻合。第二次端 – 侧吻合完成后，形成搏动性动脉襻（图 5–5）。

补充材料
● 吻合结束后，应在吻合口对面的后壁切开受体血管，从腔内检查吻合口的位置。在吻合血管之间的接触区域内只能看到内膜层。管腔必须有足够大的直径，不能有狭窄。针距必须相等。

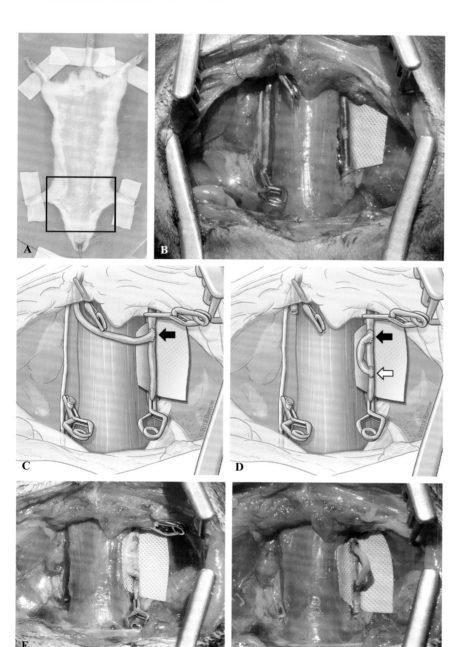

◀ 图 5–5 大鼠颈动脉双端 – 侧吻合（动脉襻）

A. 术野位置和方向的照片；B. 手术显露的术中照片：左侧颈动脉准备就绪，右侧颈动脉显露；C 和 D. 左颈动脉远端与右颈动脉近端之间的第一次吻合（C，黑箭）和左颈动脉近端与右颈动脉远端之间的第二次吻合（D，白箭）；E. 2 处吻合口缝合完成，血管襻形成后的最终结果；F. 血管内血流显示 2 个吻合口通畅

五、练习：颈动脉与颈静脉端–侧吻合——间断缝合法

这是一项更为复杂的端–侧吻合操作，主要是因为其涉及比动脉更为脆弱的静脉的解剖和处理。颈静脉比颈动脉更浅，需要仔细解剖和结扎侧支（图 5-6 和视频 5-3）。其关键点与任何端–侧吻合相同，但在这种吻合中，通常很难估计静脉的最终大小，因为动脉血流会使静脉扩张，这使得在颈动脉上切开合适的侧口变得更加困难。在趾尖部和跟部完成锚定针后，缝合吻合口的前壁和后壁。如图 5-6 所示，使用了间断缝合法。除了最后 2 针没有收紧的缝线，每一针都是单独缝合和打结的，所以有足够的空间放置器械行反压技术，完成最后一针缝合后打结。

静脉外膜很薄，附着在中膜和内膜上，没有清晰的边界，所以不能像动脉那样有效地去除静脉外膜。由于这一特点，去除静脉外膜需要更精确的显微解剖。

采用松散的襻状连续缝合，可使得最后几步的缝合更容易。这种方法在缝合薄壁静脉时特别有用。连续缝合使血管张开，防止血管壁塌陷，扩大 2 个血管之间的开口。用等渗生理盐水冲洗也有助于防止静脉壁塌陷。为了节省时间，经验丰富的外科医生有时会通过一次进针穿刺 2 个血管壁来进行连续缝合。在血管壁缝合时，应能透过血管壁看到缝线，这表明血管对合良好，没有内膜折叠。

打结后将缝线剪断，留下 0.2～0.3mm 的末端。一端可以比另一端长，这样在需要的时候用镊子更容易抓住它。

六、练习：股动静脉侧–侧吻合——连续缝合法

侧–侧吻合（见第 3 章）的训练需要 2 条平行的血管。在生物模型中，你可以使用自然平行的动脉和静脉，也可以在对侧分别解剖动脉移植物。在这项练习中，我们在大鼠股动脉和股静脉上进行了侧–侧吻合（图 5-7，视频 5-4）。由于血管较小，没有缝合第 2 针固定缝线。

七、吻合口通畅性检查

吻合口完成后，应在显微镜中进行目测评估。有几种简单的方法可以评估吻合口的通畅性。第一种方法纯粹是观察性的，根据搏动类型判断[5]。如果吻合口是通畅的，远端动脉应该随着每一次收缩而搏动并略有扩大，即扩张性搏动，或者它应该有"蠕动性"搏动。随着动脉的延长，吻合口向血流方向搏动，即"纵向搏动"，通常意味着血流受阻。吻合口近端的血管搏动不应作为通畅的标志[5]。

"抬升试验"更为灵敏。用闭合的镊子将血管从下面抬起，直到血流停止。镊子上方的动脉变得苍白。然后以相同的力将镊子移到吻合口的远端[5]。如果吻合口通畅，血管应该很快充盈[6]。

"挤奶试验"（也称为 Acland 试验或双闭塞试验）需要 2 个镊子。用 2 个镊子紧靠在一起，轻轻挤压吻合口远端的动脉。当镊子闭合时，将其向两侧移动（"挤奶"动作），形成一个无血的动脉段。然后松开近端镊，如果动脉段迅速充血，则吻合口通畅；如果没有充盈，则近端有梗阻[5]。

用镊子挤压动脉可能会造成损伤，所以同样的挤奶试验可以用一个带弯的镊子来代替。将闭合的镊子放在血管下面，抬起血管，直到血流停止。然后打开镊子，在 2 个镊尖之间形成一个无血的动脉段。然后将镊子旋转到一侧，近端镊尖端不再压迫血管。如果血管段充满了血液，则吻合口是通畅的。

此外，当血管被镊子抬起时，可以观察动脉血液的搏动，每个收缩期都突破了镊子的压力。这项测试依赖于动脉血液的闪烁，只对薄壁的半透明血管有效。

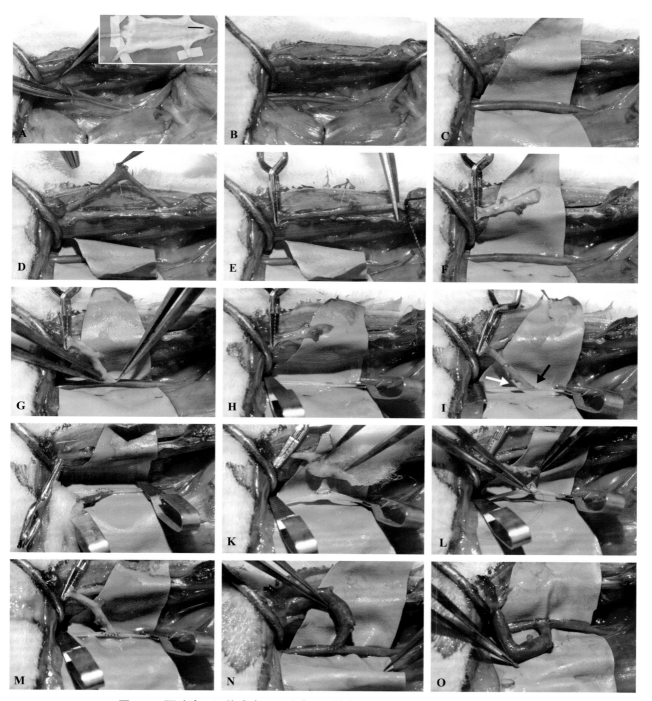

▲ 图 5-6　颈动脉 – 颈静脉瘘：颈动脉和颈静脉端 – 侧吻合间断缝合法（视频 5-3）

A. 从结缔组织中解剖颈动脉，插图显示手术入路位置和术野方向；B. 显露右侧颈动脉；C. 在显露的动脉后方放置乳胶垫；D. 仔细解剖颈静脉，电凝侧支；E. 电凝颈静脉并切开远端；F. 用肝素化生理盐水冲洗；G. 血管对齐以标记计划的吻合部位；H. 剥除血管吻合口附近的外膜，用鱼嘴状方式修剪静脉，并切开颈动脉；I. 静脉在趾尖部和跟部用 2 根固定缝线固定；J. 一侧的吻合用间断缝合法完成；K. 从血管内部检查缝合管壁的背面；L. 一次进针穿过 2 个血管壁的图像；M. 前壁间断缝合；N. 移除血管夹后血流恢复；O. 静脉扩张，呈鲜红色，表明吻合口通畅

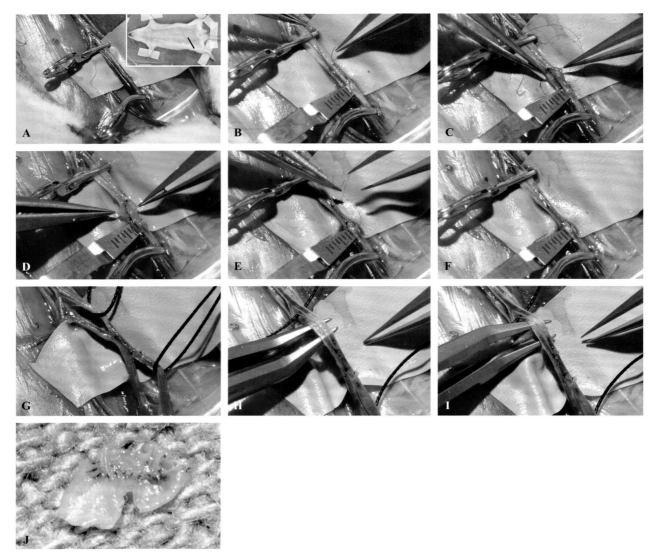

▲ 图 5-7 大鼠股动脉侧 - 侧吻合（视频 5-4）

A. 解剖股动脉和股静脉，平行放置并阻断。标记为血管直径的 2～2.5 倍的计划切口。插图显示手术入路位置和术野方向。B. 用 27 号缝针和显微剪切开血管，并进行第一针固定缝合。由于血管尺寸较小，另一端没有缝合第 2 根固定缝线。C. 从腔内连续缝合吻合口后壁。D. 连续缝合吻合口前壁。E. 从左上到右下沿相同方向连续缝合前壁。F. 缝合线连接、收紧，打结后剪断。G. 取下夹子后，恢复血流，观察静脉的动脉化。H. 通过抬升镊子轻轻挤压血管并移动镊子（抬升试验）。I. 观察充盈血管的血流，确认吻合口通畅。J. 在显微镜下检查切除的吻合口是否有错误

最后，可通过超声或注射荧光剂来确认吻合口是否通畅，同时观察吻合口远端颜色的变化。非荧光剂（如亚甲蓝）和荧光剂（如荧光素钠和吲哚菁绿）可以与显微镜上适当的滤光片一起使用。在训练环境中没有必要进行血管造影术，然而，其可以用于长周期的实验，以评估吻合口的长期通畅性。

八、止血

止血似乎很难实现，吻合口起初可能看起来有渗漏。针眼的轻微出血是不可避免的，随着时间的推移会自行止血。然而，在某些情况下出血会持续存在，特别是大量使用肝素冲洗的情况下。大量出血多发生于吻合口两侧边距不等和三角形组织突起（即"狗耳"）的地方。实际上，

没有严重出血的话很少需要补针止血，因为血压会将血管壁向外推，这就像心脏瓣膜的瓣叶阻碍血流回流一样，缝线之间的缝隙会闭合。

当刚打开阻断夹就发生出血时，可以先闭合阻断夹一段时间，然后再次打开。当阻断夹闭合时，收紧并完成最后一个结。这种方法可以使血液流动停滞，形成小血凝块，从而闭合针眼。如果去除阻断夹后仍渗血，可以用棉片轻轻按压，等待几分钟使血凝块形成。如果出血仍在继续，用一小块压碎的肌肉或脂肪包裹吻合口（图 5-8）。压碎的组织提供了大量的凝血因子，促进血凝块形成。如果这些措施都不起作用或出血量大，就应该补针缝合。

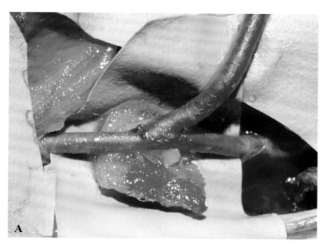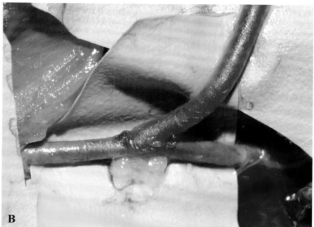

▲ 图 5-8　可以通过棉絮、脂肪或压碎的肌肉组织放置在出血点上从而成功止血

参 考 文 献

[1] Belykh E, Lei T, Safavi-Abbasi S, et al. Low-flow and high-flow neurosurgical bypass and anastomosis training models using human and bovine placental vessels: a histological analysis and validation study. J Neurosurg; 125(4):915–928

[2] Chase MD, Schwartz SI, Rob C. A technique of small artery anastomosis. Surg Gynecol Obstet; 116:381–384

[3] Cobbett J. Small vessel anastomosis. A comparison of suture techniques. Br J Plast Surg; 20(1):16–20

[4] Fujino T, Aoyagi F. A method of successive interrupted suturing in microvascular anastomoses. Plast Reconstr Surg; 55(2): 240–241

[5] Acland R. Signs of patency in small vessel anastomosis. Surgery; 72(5):744–748

[6] MacDonald JD. Learning to perform microvascular anastomosis. Skull Base; 15(3):229–240

第6章 第5天：深部吻合与复杂血管重建（练习2）
Day 5: Exercise Set 2: Deep Field Anastomoses and Complex Vascular Reconstructions

Evgenii Belykh   Nicolay L. Martirosyan   **著**

摘 要

本文介绍了更高难度的复杂显微神经外科训练，包括使用吸引器和枪状显微剪进行实验动物微小动脉锐性分离操作、在深部手术区域进行的吻合、几种复杂的血管重建术和神经缝合术。

关键词

深部手术区域，动静脉瘘，吻合，显微解剖，锐性解剖，血管重建

一、深部区域的显微外科训练

本章中介绍的每种技术都应同时掌握使用长短两种显微外科器械来进行。可以使用不同的工具模拟深部手术空间。在深部区域中进行的基本练习包括解剖、在纱布上打结、吻合（湿式训练和干式训练）。例如，可以在置于颅骨模型深6cm处的硅胶管上进行端-侧吻合练习。而带有骨窗的颅骨模型会限制器械和手的运动（图6-1）。我们发现塑料积木（Lego，The Lego Group）可以非常方便地进行组装特定的支架，可以帮助模拟通过开颅和深部训练时受到的限制（图6-2）。

二、练习：深部手术区域解剖

深部术野的解剖练习是显微神经外科训练的基础。在患者深部术区中进行锐性解剖的技能是成功进行显微神经外科手术的最重要条件之一，因此必须掌握它。

以下是进行深部手术解剖练习所必需的材料。

(1) 一个高10cm的定制平台，并在腹部计划入路的上方留4cm开口。架子开口与实验动物之间的距离为6cm，这与颅底中心的深度相当。

(2) 适当长度的枪状显微外科器械：显微持针器、显微镊和显微剪。

(3) 焦距 ≥ 270mm 的显微镜物镜。请注意，小型实验室立体显微镜可能没有足够的焦距，无法在模拟的深部手术区域中进行解剖。

(4) 实验动物（如大鼠）或其他合适的模型。

将大鼠麻醉后，进行腹部正中手术。小心地取出腹腔内容物，向左牵拉放置在湿纱布上。使用枪状显微剪进行锐性解剖，用吸引器施加反压力，将腹主动脉与邻近的腔静脉分开（图6-3，视频6-1）。

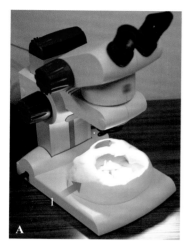 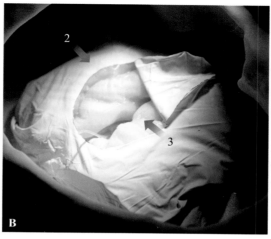 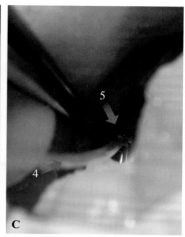

▲ 图 6-1 模拟深部术野

A. 一个在显微镜下放置的带有骨窗的颅骨模型；B. 用医用手套覆盖硅胶大脑模型以模拟硬脑膜，并以马蹄形剪开（练习 1）；C. 用供体动脉与脑沟深处的受体动脉（直径为 1mm 的硅胶管）进行吻合。1. 颅骨模型；2. 医用手套；3. 大脑模型；4. 供体动脉；5. 受体动脉（经许可转载，图片由 Evgenii Belykh，MD 提供）

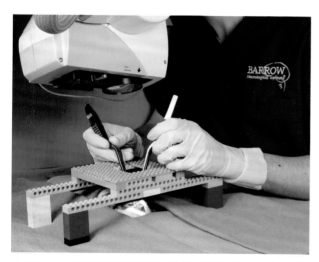

▲ 图 6-2 通过塑料玩具积木块制成的架子上的小开口，模拟在深部术野进行显微外科

三、练习：深部吻合

神经外科受训医生应掌握深部显微血管吻合术的技能。在某些临床情况下，这一技能是不可或缺的。如在纵裂内的或侧裂和颞下入路深部的吻合，或者涉及后颅窝动脉的吻合。在实验室环境中进行练习时，这些情况可以使用特殊的支架进行模拟（支撑双手并增加手术区域的深度）（图 6-4）。

可以使用任何类型的血管进行深部吻合的练习。与其他血管相比，大鼠颈动脉可能更为可取，因为它们的大小更接近人类的脑动脉。使用大鼠股血管束对练习要求更高，训练起来也更具挑战性。例如，在股血管束上进行端 - 侧吻合，从而形成动静脉瘘（图 6-5）。

以标准方式显露股血管束，并在血管下方放置一小块三角形的彩色乳胶垫片（如一块外科手套），以便更好地显露血管。用临时阻断夹阻断股动脉、股静脉，夹子间隔 1cm。使用间断缝合的方式完成端（动脉）- 侧（静脉）吻合。可以使用缝线牵引并提起血管壁，这样可以更容易地在静脉侧壁完成开口。同时，静脉开口不宜过长，因为在没有血供的情况下静脉会发生塌陷和回缩，看似合适的切口长度可能会随着后续血流恢复和血管压力的升高而延长，导致受体吻合口过大。

为避免血管无法匹配，先在扩张的血管上标出预计的动脉开口。在完成最后的缝合前，先松开远端阻断夹以冲洗血栓和空气；同理，在最后打结前松开近端阻断夹，冲洗血栓和空气。完成缝合后先松开远端阻断夹，让血管充盈至近端阻断夹，这有利于检查有无渗漏，如有渗漏可以在漏口补针。最后取下动脉夹，让静脉充满动脉

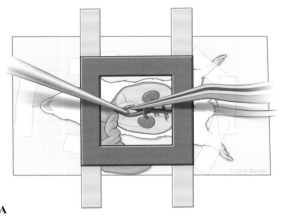

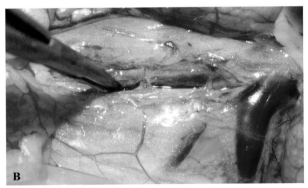

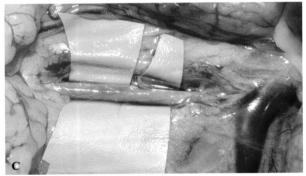

▲ 图 6-3　在深部分离腔静脉与腹主动脉（视频 6-1）
A. 在受限制的手术区域使用吸引器头端和显微镊解剖血管；
B. 腹膜后脂肪组织下方的腹主动脉和腔静脉；C. 将分离的腹
主动脉下方放置一个彩色乳胶垫片，使术野更清楚

血，使之变红并搏动。静脉颜色的变化和搏动证明吻合通畅。

四、复杂的显微血管重建

脑血管外科医生必须准备好在各种条件苛刻的手术中运用显微外科缝合技术。有时这样做需

要创造力和非标准的解决方案（创新思维）。例如，可能需要将 1 根供体动脉的末端与 2 根受体动脉末端进行吻合（图 6-6）。

针对特殊患者的解剖结构和临床情况，复杂的血管重建往往有多种选择。复杂的搭桥手术术式进行不同组合可以提供不同的解决方案，但重复这些操作是有挑战的。有关搭桥类型的一般分类，请参见第 10 章。

五、练习：直径不匹配的吻合训练（静脉移植物 - 颈动脉吻合）

静脉移植物是一项有助于学习如何吻合不同直径（即直径不匹配）的血管的练习（图 6-7，视频 6-2）。这项练习是要求最苛刻的练习之一，因为它不仅需要完美的缝合技巧，还需要对静脉移植物进行柔和的处理，并且需要高超的剪裁技巧以匹配动静脉开口的直径。

即使是很小的失误也会由于移植物扩张产生的湍流导致移植血管血栓形成。最关键的部分是预估扩张后的静脉直径，然后相应地修剪动脉末端。完成全部吻合后即可观察到明显的血管搏动。该练习将展示颈静脉直径大于颈动脉而使得移植物直径无法很好匹配。相反，可以截取直径较小的股静脉段，使得移植物匹配良好。

六、练习：神经外膜缝合

显微外科神经修复在许多外科领域都有涉及。尽管隧道移植物越来越多地用于神经修复，但不论是有手术计划或是紧急情况下，每个神经外科医生都应做好进行神经修复的准备。此练习有助于提高周围神经病变患者的治疗效果，并减少再次手术和复杂的二次重建手术的次数。神经外膜与神经束的缝合只有在显微外科实验室才能得到很好的练习。神经鞘是一个非常脆弱的结构，因此需要专门的训练来学习如何正确地处理它。

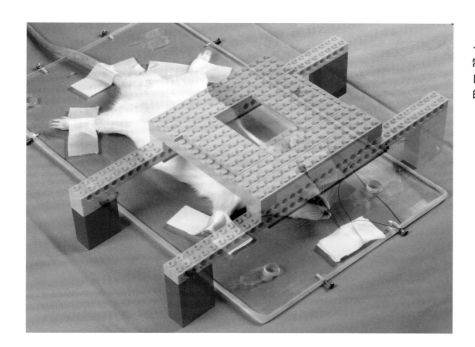

◀ 图 6-4　一个由塑料玩具积木制成的支架，带有一个较高的小开口，模拟深部手术区域。对已麻醉的实验动物进行显微神经外科手术

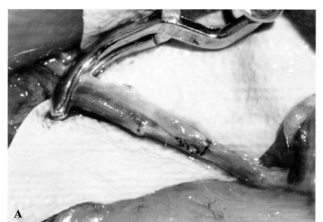
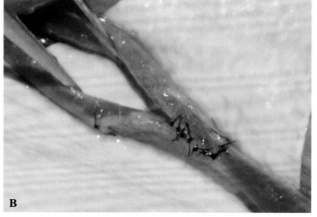

▲ 图 6-5　由动脉末端和静脉侧壁吻合形成的动静脉瘘

A. 吻合完成后，将静脉远端的阻断夹移开，静脉为深蓝色，动脉为粉红色；B. 将动脉近端阻断夹移开后，静脉中充盈动脉血，变成红色，并且把直径扩张大

　　通常在大鼠的股神经上进行神经修复训练，该神经与股动脉伴行。将股神经与股动脉分离，并在其下方放置一块乳胶垫片，以更好地显露神经。在离断神经前，应该在高倍镜下仔细检查神经表面（如神经外膜）。这有助于记住神经束的走向，以便在吻合时正确对合。

　　在缝合神经外膜时，需在神经边缘穿刺进针，然后立即向上推针以避免损伤神经束（图

6-8）。像飞机起飞一样推动针的运动，然后在对侧神经外膜下方完成第二次穿刺进针，沿神经轴向深处推针并将其从神经外膜穿出。缝线只需松散地打结，这样神经断端相互接近的同时不会出现旋转、弯曲和鼓胀。第 2 针需与第 1 针间隔 120°，然后以相同间隔轻轻旋转神经完成第 3 针。

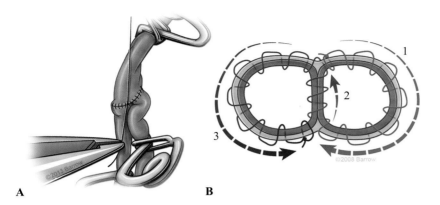

◀ 图 6-6　1 根动脉末端与 2 根直径较小的动脉末端的复杂吻合
A. 吻合方式；B. 连续缝合的方向

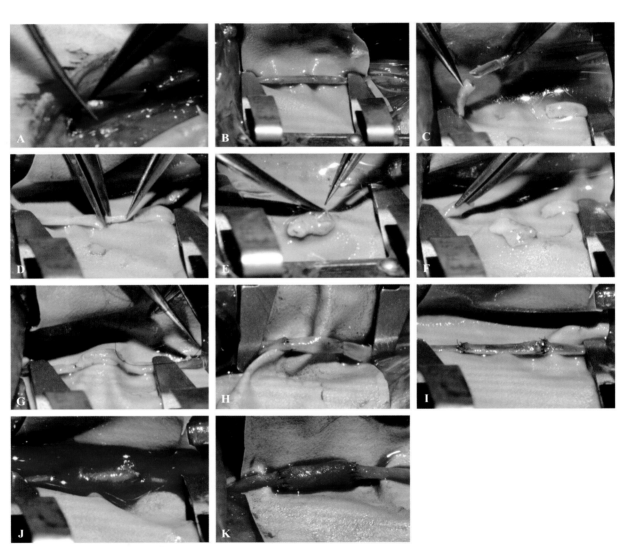

▲ 图 6-7　静脉移植术（视频 6-2）

A. 截取一段颈静脉；B. 显露同侧颈动脉，阻断后在中间剪开；C. 用肝素盐水冲洗动脉末端；D. 修剪颈动脉外膜；E. 用肝素盐水冲洗颈静脉移植物并修剪外膜；F. 鱼嘴样修剪、扩大动脉吻合口；G. 先用 4 根缝线在 4 个角固定静脉移植物；H. 2 个吻合口后壁均采用间断缝合；I. 缝合前壁前从管腔内部检查有无前后壁的误缝；J. 移走阻断夹后吻合口可能出现渗血；K. 止血后的吻合状态

补充材料

- 对于直径较小的神经（＜ 1mm），应使用 3 针锚定针确保神经末端方向正确。限制缝合针数也有助于防止瘢痕形成。

七、练习：神经束缝合

尽管在神经外科手术中很少进行神经束修复，但这仍是一项有趣的练习（图 6-9）。将股神经放置在彩色乳胶垫片上并将其横断，在神经末端去除少量神经外膜。在最高放大倍率下应能辨认对应的神经纤维束。

用细针（10-0 缝线）接近边缘以 45° 角进入纤维束。完成第一次进针后，将针平行于纤维束推动，最大限度地减少神经纤维的损伤。松散打结，以防止形成瘢痕。对于直径＜ 0.5mm 的神经束，每个神经束缝 1 针就足够。如果需要可以补针。

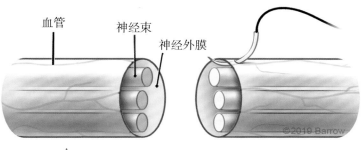

血管　神经束　神经外膜

A

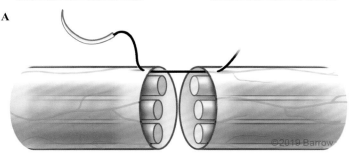

B

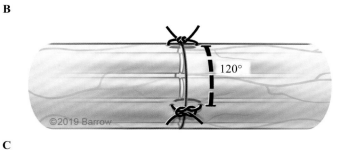

120°

C

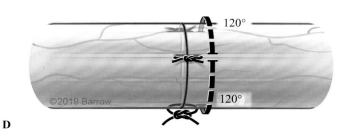

120°
120°

D

◀ 图 6-8　神经外膜缝合的应用
A. 第 1 针缝合时的第一次穿刺进针；B. 针穿过另一侧神经断端的外膜；C. 完成第 2 针，第 2 针与第 1 针均松散地打结；D. 必要时轻柔地旋转神经，以便完成第 3 针。3 针需在神经外膜上均匀分布，彼此间隔 120°

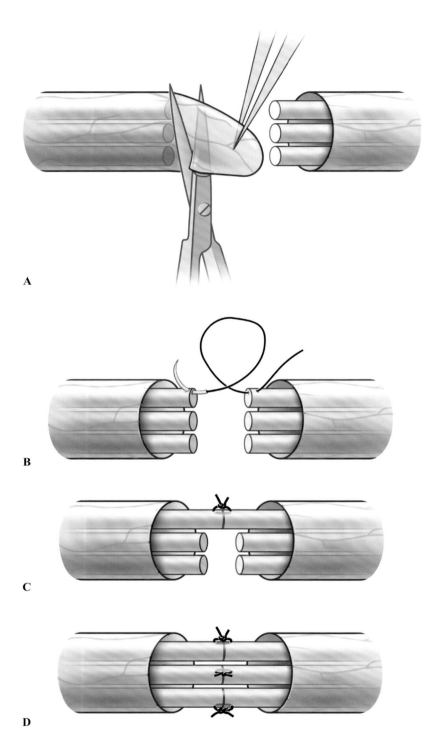

◀ 图 6-9　神经束修复
A. 去除一段较短的神经外膜；B. 第 1 针的进针与出针；C. 松散打结的第 1 针；D. 每个神经束缝 1 针

A

B

C

D

参 考 文 献

[1] Spetzler RF, Rhoton AL, Nakaji P, Kawashima M. Color Atlas of Cerebral Revascularization. New York, NY: Thieme Medical Publishers; 2013

第 7 章 第 6 天：自体肾移植术，超级显微外科和动脉瘤夹闭术（练习）

Day 6: Exercises: Kidney Autotransplantation, Supermicrosurgery, and Aneurysm Clipping

Evgenii Belykh   Nikolay L. Martirosyan   著

摘 要

在显微外科训练后期阶段，当技术趋于稳定时，用复杂的显微外科操作挑战自己，可以进一步提高技能。在本章中，我们将介绍超级显微外科的概念和大鼠自体肾移植术练习，以帮助发展必要的组织处理和吻合技能。我们还介绍了动脉瘤夹闭术。

关键词

动脉瘤，自体移植，夹闭术，肾脏，胎盘，超级显微外科

一、练习：自体肾移植术

在大鼠身上进行肾移植是一项技术要求很高的手术，通常需要显微外科医生掌握。这个练习包括动脉、静脉和输尿管三种吻合。在这种情况下，肾可以移植到股血管或主动脉血管束上（图 7-1）。

自体肾移植术是一项耗时的分阶段手术，需要良好的吻合技巧、慎重的组织处理和提前的计划（图 7-2）。开始手术时，进行正中开腹。然后识别出左肾，通过蠕动运动识别输尿管，并直接分离。切除肾旁软组织，彻底分离肾血管蒂，为吻合准备血管。近端放置阻断夹，切断血管，留下足够长的残端以便进行吻合。输尿管在远端切断。接下来，用冰冷的生理盐水通过肾动脉灌注肾脏。首先，进行肾静脉的端 – 侧吻合，然后再

用相同的吻合技术行肾动脉的端 – 侧吻合。

二、练习：利用显微外科制作游离腹股沟带血管蒂皮瓣

超级显微外科是指用于吻合直径 < 1mm 血管的技术[1]。该手术技术允许外科医生进行带血管蒂皮瓣移植术、断指再植、淋巴静脉吻合术治疗水肿，以及在实验动物身上行带血管蒂的组织器官移植的实验研究。在神经外科中，吻合如此小直径的血管的目的通常是治疗儿童烟雾病。超级显微外科的完成需要具有超细尖端的器械（例如镊子尖端 0.06mm，显微镊尖端平均为 0.15mm）、0.05mm 的针（12-0）和特殊的 50× 放大倍率手术显微镜（图 7-3）[2]。

在许多动物模型中，寻找直径 < 1mm 的小

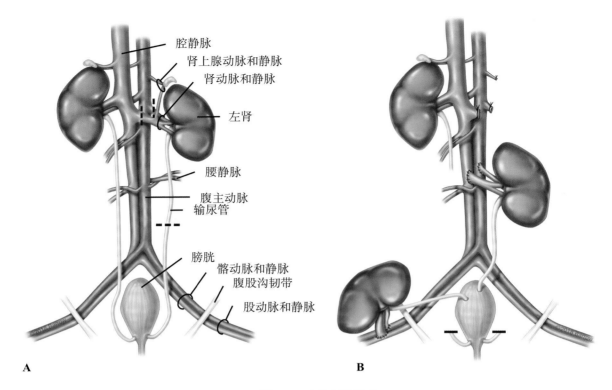

▲ 图 7-1　自体肾移植术

A. 取左肾，虚线表示切口的位置；B. 肾可与股血管或主动脉和腔静脉吻合，黑色线条表示输尿管切口的位置

血管来练习是很容易的。一个用于练习超级显微外科的经典例子是创建一个腹壁动脉皮瓣[3]。在这个练习中，麻醉一只大鼠并摆好体位。取约 3cm×3cm 的皮瓣，将包含腹壁下动脉（直径 0.3~0.4mm）和静脉（直径 0.6~0.8mm）的血管蒂部抬高。这些血管起源于股沟韧带远端 1cm 处的股血管。为避免血管蒂扭曲，腹壁下血管不能游离于周围组织。血管蒂用 2% 利多卡因处理，湿润纱布敷 20min，可减轻血管痉挛，在确定皮瓣活力后，剪断血管，用冰冷的肝素化生理盐水灌注皮瓣，小心地将血液从皮瓣中冲出。用肝素化溶液冲洗血管残端，准备端 - 端吻合。使用 11-0 或 12-0 缝线在这样的小血管上建立吻合，使用放大倍率 > 25× 的手术显微镜。动脉吻合术通常 4 针就足够，而静脉吻合术则需要 6 针。在检查吻合口通畅后，将皮瓣缝合回原位。在这个生存实验中，每天都对吻合质量进行评估，直到伤口愈合或皮瓣排异。

三、练习：人胎盘模型中的动脉瘤分离和夹闭

动脉瘤夹闭术是治疗破裂或未破裂动脉瘤的一种具有挑战性的手术方法。一个附着在有色液体泵装置上的人胎盘是一个很好的模型，用于训练显微分离和夹闭，学习在不同的位置应用不同形状的动脉瘤夹[4]。此外，通过在动脉血管壁上缝合静脉或动脉补片，可以在体内或体外任何其他血管上制造动脉瘤。在胎盘模型中，血管内球囊和分支结扎可在动脉表面形成窄颈和宽颈动脉瘤（图 7-4）[4]。可以在这个模型上练习动脉瘤的锐性分离和各种瘤夹的应用。Lawton 已经详细描述了动脉瘤夹的应用技术[5]。当动脉瘤夹被放置在动脉瘤颈时，用一个夹子直接夹闭（图 7-5）是一种简单的技术。应密切注意瘤夹远端是否闭合，瘤颈部夹闭是否完全，有无"狗耳"残留，这些可能成为动脉瘤复发的原因。

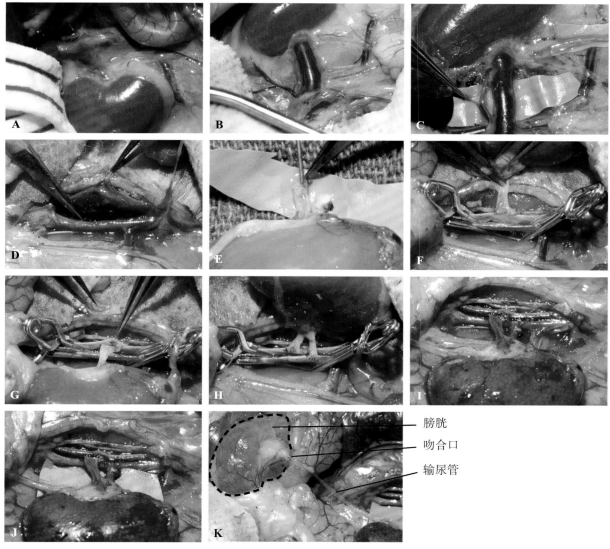

膀胱

吻合口

输尿管

▲ 图 7-2　自体肾移植术的分步图解

A. 显露右肾，显示短血管蒂；B. 无论是大鼠还是人类，左肾的血管蒂都比右肾长；C. 解剖左肾动脉、静脉和输尿管；D. 分离主动脉和腔静脉，准备吻合；E. 用冷生理盐水灌洗肾脏，清除肾动脉和静脉外膜，肾实质变白；F. 对主动脉和腔静脉进行阻断，先完成静脉前壁的吻合，为两夹之间的动脉吻合留出空间；G. 从内部检查静脉吻合，然后缝合后壁；H. 为了方便，动脉吻合与静脉吻合要在不同的水平进行；I. 取下阻断夹，恢复血流；J. 血流恢复后，肾实质恢复为红色；K. 通过一个小切口将输尿管插入膀胱，缝合 2 针固定。应该观察到蠕动（视频 7-1）

有些动脉瘤需要多种夹闭策略（图 7-6 和图 7-7），如使用交叉夹闭、平行夹闭、串联夹闭、开窗夹闭、串联夹与开窗角度夹联合夹闭，以及包裹后夹闭等。[5] 有角度的开窗夹可以是单一或串联的方式施夹，用来夹闭载瘤动脉后方的具有挑战性的动脉瘤。交叉夹闭技术是一种双夹技术，其中后使用的瘤夹与先使用的相邻瘤夹形成一个角度，并与之接触来共同夹闭动脉瘤。平

行夹闭（栅栏堆叠夹闭）技术可以用两种方式执行：①上方堆叠，即第一个瘤夹叶片夹闭大部分瘤颈，随后瘤夹从其上方平行堆叠夹闭残余的瘤颈；②下方堆叠，其中第一个瘤夹夹于动脉瘤颈部，随后的每个瘤夹向血管堆叠，使动脉瘤逐步闭合，同时前面的瘤夹有防止后面的瘤夹滑移的作用。对于上方堆叠夹闭技术，一开窗夹用于闭合深部动脉瘤残颈，前一瘤夹的尖端仍留于开窗

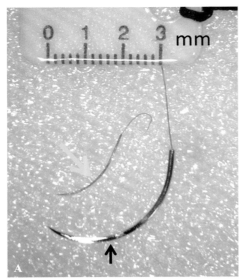
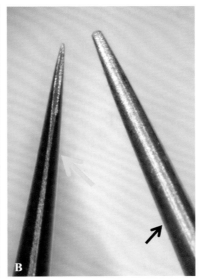

◀ 图 7-3　A. 缝合线、针；B. 镊子用于超级显微外科（黄箭）和显微外科（黑箭）

经许可，转载自 Mihara 等

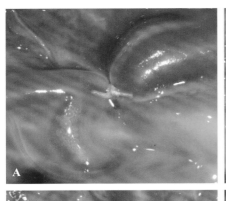
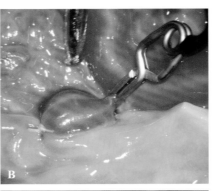
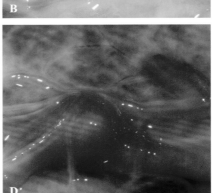

◀ 图 7-4　使用人胎盘进行动脉瘤夹闭训练

A. 动脉瘤是由小导尿管的球囊在血管内膨胀而造成的，血管壁重塑后，分支结扎形成动脉瘤样结构；B. 施夹；C. 穿刺动脉瘤使其缩小，显示完全夹闭，无残余血流；D. 血管内球囊膨胀法制作的梭形动脉瘤模型

内。串联夹闭是先用直型开窗夹夹闭动脉瘤的深部，然后用简单的瘤夹夹闭开窗内动脉瘤的残余部分[5]。开窗夹可保存动脉的分支血管，后续瘤夹可采用下方堆叠夹闭技术或上方堆叠夹闭技术。此外，可以使用 Gore-tex（Gore Medical）加固套袖包裹动脉瘤。

为了进一步增加练习的复杂性和与实际手术条件的相似性，一个胎盘可以放置于另一胎盘之上，在夹闭下方胎盘表面产生的动脉瘤时，用上方胎盘可模拟外侧裂的分离。此外，一个用于产生深部手术视野模拟的限制装置，可以放置在胎盘上模拟开颅（图 7-5）。动脉瘤破裂也可以被模拟，提供了实践术中出血控制技术的机会（图 7-8）[4]。

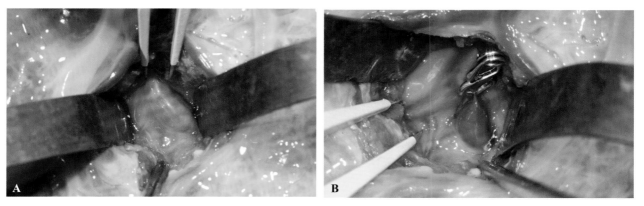

▲ 图 7-5　胎盘模型中动脉瘤的简单夹闭

A. 夹闭前准备；B. 施夹后

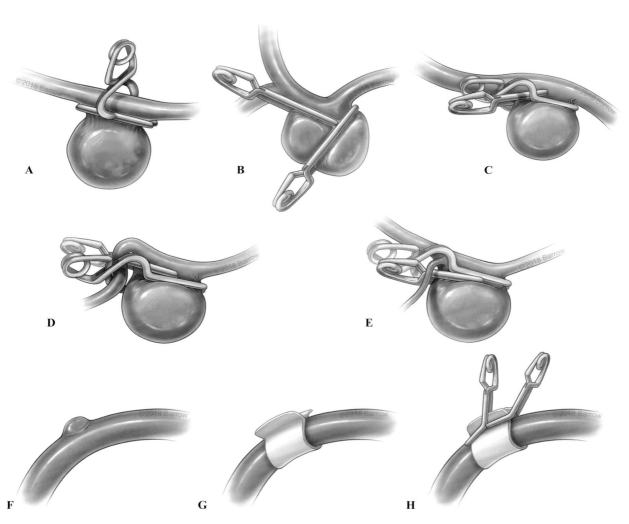

▲ 图 7-6　多种施夹技术

A. 有角度的开窗动脉瘤夹夹闭；B. 交叉的动脉瘤夹夹闭；C. 用上方堆叠技术将开窗夹置于直夹上方；D. 采用下方堆叠技术的串联夹闭；E. 用开窗夹串联夹闭，以保存开窗内动脉分支；F 至 H. 血泡样动脉瘤包裹夹闭

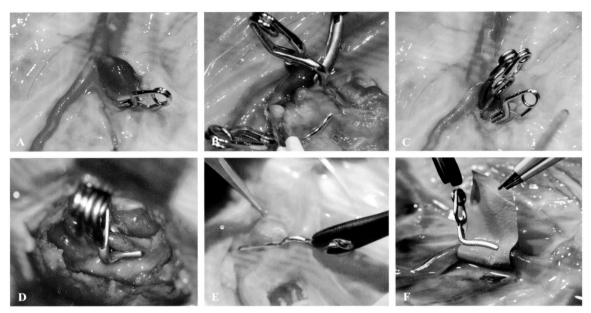

▲ 图 7-7 使用人类胎盘模型展示的多种夹闭技术的照片

A. 分离动脉瘤，用弯夹夹闭小出血点；B. 采用上方堆叠技术将开窗夹置于弯夹上；C. 交叉夹闭；D. 采用下方堆叠技术的串联夹闭；E. 放置开窗夹，以保存开窗内的动脉分支；F. 血泡样动脉瘤包裹夹闭

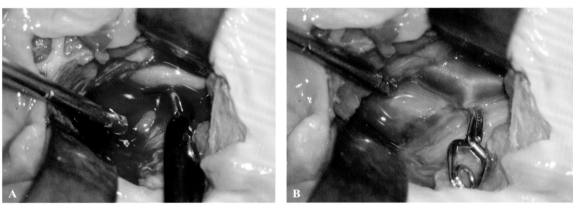

▲ 图 7-8 胎盘模型中破裂动脉瘤的夹闭

A. 吸引器控制大量出血；B. 动脉瘤被夹闭并塌陷

参 考 文 献

[1] Mofikoya BO, Ugburo AO, Bankole OB. Microvascular anastomosis of vessels less than 0.5mm in diameter: a supermicrosurgery training model in Lagos, Nigeria. J Hand Microsurg; 3(1):15–17

[2] Mihara M, Hayashi Y, Iida T, Narushima M, Koshima I. Instruments for supermicrosurgery in Japan. Plast Reconstr Surg; 129(2):404e–406e

[3] Ruby LK, Greene M, Risitano G, Torrejon R, Belsky MR. Experience with epigastric free flap transfer in the rat: technique and results. Microsurgery; 5(2): 102–104

[4] Oliveira Magaldi M, Nicolato A, Godinho JV, et al. Human placenta aneurysm model for training neurosurgeons in vascular microsurgery. Neurosurgery;10 Suppl 4:592–600, discussion 600–601

[5] Lawton MT. Seven Aneurysms: Tenets and Techniques for Clipping. New York, NY: Thieme; 2010

第8章 第7天：显微神经外科训练模型和计划

Day 7: Models for Microneurosurgical Training and Schedules for Training

Evgenii Belykh　Vadim A. Byvaltsev　Mark C. Preul　Peter Nakaji　**著**

摘 要

本章介绍了各种方便的和现有的显微神经外科训练模型。我们还讨论了训练计划和方法，以帮助学员制订规范的训练计划。

关键词

搭桥，鸡翅，模型，胎盘，硅胶，训练

一、显微神经外科训练模型

前面章节中描述的每种搭桥技术和练习都可以在不同的显微外科训练模型上进行。文献中已经描述了几种模型，学员或实验室将能够找到适合当地情况、预算以及文化和后勤要求的模型。除了搭桥训练的模型外，还有一些神经外科、显微外科和普通外科相关的技能培训的模型。

培训可以是干式或湿式实验室训练。干式实验室训练使用非生物模型，而湿式实验室训练则可以使用活体实验动物或人体生物材料等。我们认为，搭桥手术训练没有单一的最佳模型，因为每种模型都有其优缺点，但对于神经外科训练生来说，意识到替代方案并使用实际可用的方案是很重要的。

（一）干式实验室训练

许多训练中心使用硅胶管血管模型对显微外科初学者进行缝合技术训练。建议采用合成模型来对不同类型吻合的基本步骤和技术进行训练。干式训练可能包含在初学者的课程和第一天的强化显微外科课程中。

合成模型的主要缺点是当学生练习缝合、分离和打结时，它们不能让学生感受到活体组织提供的真实阻力和张力。因此，在掌握了手术步骤的理论基础和顺序后，可以在干式训练的后期阶段使用非活体组织模型。

出于以下几个原因，在训练的最初几天不应该使用实验动物。首先，在训练之初，在"真实"条件下工作并不那么重要；其次，伦理准则倾向于减少使用动物；最后，减少使用动物将降低训练成本。在训练的后期阶段，当进行深部吻合或其他不便利的情况下进行吻合时，此时器械的位置和动作与最初掌握的不同，干式训练可能仍是有用的。

训练生学习了在非活体组织模型上进行显微吻合的技术后，他们可以开始在活体动物上练习。最好先使用从更有经验的学员的训练中回收的实验动物材料，因为准备好的动物在解冻后可以低温（4℃）保存长达 1 周，而不会失去组织的自然弹性。

1. 模拟血流模型

从鸡、火鸡、胎盘或尸体上解剖的任何血管都可以连接到加压流动装置上，以模拟真实血液流动。最简单和最便宜的解决方案是使用静脉内插管和大的注射器。可以使用压力袋和管子来模拟动脉输液。另一种方法是使用机械输液泵，它可以模拟动脉搏动式血流。

2. 模拟血液

在使用非生物模型时，加压模拟血液流动的目的是提供触觉反馈，而在使用血管练习时是为了模拟意外血管损伤导致的出血。加压血流也可作为止血的练习模型，还可以检验吻合口的通畅性以及找到主要吻合渗漏点。用于模拟的血液状溶液理想情况下应该是不透明的、红色的和经济实用的。我们发现，用水稀释的水粉颜料是一种无毒、不透明的血液状溶液。

3. 家禽的动脉

鸡翅和鸡腿是学习显微血管吻合的容易获得的材料 [1, 2]（图 8-1）。未用福尔马林固定的组织的特点是干得快，因此，吻合的血管应该定期用等渗溶液润湿。火鸡的翅膀和颈部比鸡翅和鸡颈的动脉要大。火鸡动脉的直径与人类大脑中动脉和颞浅动脉相似，也可用于显微外科练习 [3,4]。

（二）湿式训练

为了最大限度地利用实验动物，一只动物可以进行几种不同方式的吻合。搭桥练习也可以在活体实验动物以外的组织模型上进行。

1. 尸体血管

可以使用尸体的实验室可利用不同身体部位的血管进行显微血管吻合的训练，包括肠系膜动脉、外周血管和大脑等 [5]。任何尸检或活检手术材料的使用都应得到该机构伦理委员会的批准。尸头非常适合学习搭桥手术相关的脑血管解剖学、外科手术入路和术区显露相关的解剖学知识。然而，固定的脑组织和血管与活体组织相比

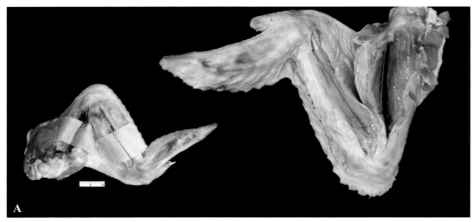
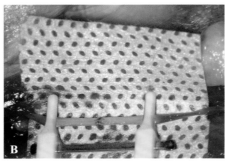
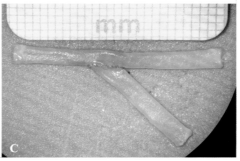

◀ 图 8-1　在家禽模型上进行显微外科训练

A. 鸡翅和火鸡翅上可用于练习的血管长度对比；B. 在鸡翅动脉上进行端 - 端吻合训练；C. 在火鸡翅动脉上进行端 - 侧吻合训练

有很大不同。我们认为在固定好的尸头上花费额外的时间和精力做解剖并不适合常规的显微血管吻合练习，因为有大量更容易获得的组织模型。这种头部模型更适合于模拟完整的手术过程。在脑血管外科练习课程中，已经描述了几个带模拟血流的尸头模型和轻度固定的脑组织模型 [6-9]。

2. 人胎盘模型

人胎盘是显微外科训练中良好的小血管来源。人胎盘呈椭圆形，直径 16～20cm，厚度 2～3cm，重量 500～600g。胎盘胎儿面覆盖着两层紧密粘连的膜，即绒毛膜和羊膜，与蛛网膜相似，含有许多直径为 1～6mm 的血管。在获得当地伦理委员会的批准后，胎盘可以成功地用于显微外科训练（图 8-2）[10-12]。

为了准备用于显微外科训练的胎盘，首先应该移除胎儿尿囊，剪断脐带，脐带留出 5cm 长的残端，用于插入儿童导尿管，从而冲洗血管床和加压输液。然后用自来水清除胎盘表面的血块。再用 50ml 注射器向脐带动脉和静脉中注入水或生理盐水，冲洗血管中残余的血块。清洁后的胎盘可以在冷藏（4℃）的密闭容器中干燥保存 1 周，然后丢弃 [10]。我们曾尝试将胎盘保存在等渗溶液中，但我们发现在没有任何溶液的情况下保存它们更好。

3. 其他的动物材料

可以从其他动物身上获取训练用的血管，包括羊头和羊脑 [13]、牛胎盘 [14]、牛头 [15] 和其他动物。所有这些新鲜生物组织都是血管吻合训练模型的良好来源，可用于练习显微解剖、血管缝合和手术技能。这些模型的共同局限性包括传染病的风险、获取渠道、清洁、储存和处置生物材料等。

二、练习时间表

（一）什么时候开始显微外科训练

显微外科训练应尽早开始，包括理论和实践

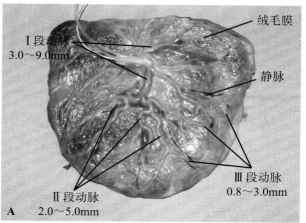

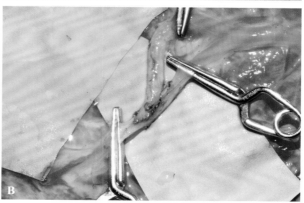

▲ 图 8-2　人体胎盘模型的吻合训练

A. 将准备好的胎盘连接到输液泵上，输液泵连接有色溶液模拟血流进行显微外科训练；B. 在直径 1mm 的血管上进行端 - 侧吻合［经许可，转载自 Belykh E, Lei T et al.Low-flow and high-flow neurosurgical bypass and anastomosis training models using human and bovine placental vessels：histological analysis and validation study. J Neurosurg.2016；125（4）：915-928.］

课程。这些课程应该分为一般训练和专业训练。一般训练不依赖于学员的外科专业，其内容包括学习实验动物管理、麻醉、显微外科解剖，以及在合成材料和生物组织模型上练习缝合。在学习了这些基础技术之后，就需要针对学员的特定临床目标设定专业的训练课程。专业训练是为了学员可以更加熟练地掌握显微外科技术，学习困难的或特殊的技能和技术可以帮助外科医生达到专科精细化的手术需求。

（二）规律性

当训练课程定期举行并且持续适当时间时，教育是最有成效的。训练课程不应该太短（＜1h）

或太长（＞4h），因为疲劳会阻碍技能的发展。训练的最佳持续时间是1～3h，每隔40min或根据需要有短暂的休息时间。最佳练习时间是夏季或节假日，此时神经外科工作人员多可以休假，并且患者数量减少，有充足的时间练习。许多短期课程提供为期2天的基础显微外科训练。然而，我们认为短期训练在资金和后勤方面具有吸引力，但不如持续定期的训练有效。

在用手术显微镜工作2h后，学员可能会出现视觉调节困难，这会降低聚焦能力，使训练效果降低。此外，显微外科的细节和精妙需要带入到手术习惯中去，而这些都是很难在短期的训练时间内学会的。

显微神经外科训练计划可能因国家、机构和导师的不同而不同。日本京都、藤田和福井大学的神经外科和实验室就是很好的例子，在那里，学生和神经外科住院医师都要经过严格而持续的训练，以掌握显微外科基础。住院医师在7年的神经外科学习期间，参加2次基础干式显微外科训练课程，每周在实验室进行2～3次练习。主治医生和教授可以免费进入实验室，除了临床实践外，还可以通过定期训练来保持他们的临床技能。

（三）显微外科训练范例

训练首先是关于显微外科器械和设备的介绍性讲座（第1章和第2章），然后是4～6h的打结和器械操作的干式练习（第3章）。接下来的2天将学习实验动物的工作原理、麻醉、手术方法，以及在组织模型上进行简单的血管吻合训练（第4章和第5章）。接下来的几天，我们将巩固学到的技能，并学习更复杂的小动脉、小静脉和深部手术的吻合技术（第6章和第7章）。

显微外科训练课程（第4～7章）应每年设置≥1次，并与神经外科尸体解剖课程和计算机虚拟现实模拟课程一起进行。干式训练（第3章）通常被用作手术前训练和保持显微外科缝合技能的工具。最后，显微外科技能可以在真正的手术过程中得到进一步的淬炼。

（四）如何参与其中

训练时间过得很快，没有足够的时间在实验室进行规范训练和练习。有几种方法可以帮助学员按时完成学习任务。如果你想从事脑血管外科的工作，一个很好的选择是寻找一个机会与研究部的同事合作，询问你是否可以参与一个涉及啮齿类动物血管手术的项目，如动脉吻合或移植。随着时间的推移，这样的研究将导致必然的手术技术的积累。

受训人员应尽可能使用手术显微镜练习显微外科，以提高在高倍率镜下工作所需的技能。在显微镜下缝合硬脑膜和伤口最初需要很长时间。随着显微外科技能的获得，这些操作可以更快、更精确地进行，同时学员使用手术显微镜的舒适度也会显著提高[16]。定期参加高级训练课程，每年≥1次，这样可以跳出日常的情景并学习尝试新的手术技巧。

干式显微外科训练应在住院医师房间内方便地进行。开始打结练习应该不会比搬椅子和打开显微镜的时间更长。规律的集中精力练习打结技术，可以帮助学生保持和提高他们的搭桥手术技能。这种练习可以每天进行，即使在家里也可以脱产培训[17]。

（五）开展临床搭桥手术后的训练

经过≥2周的综合训练后，受训人员应准备好将所学技能应用于临床实践。然而，受训人员应该铭记，被誉为显微神经外科先驱的Yaşargil医生在实验室花了大约1年的时间在数十只动物身上练习显微外科搭桥技术，然后才在患者身上尝试了他的第一次颅外－颅内显微血管吻合术。

显微外科训练不应在开展临床搭桥手术后停止。就像在职业体育运动中一样，运动员不会停止他们的练习，而是不断强化他们的练习。搭桥手术的临床实践应该激励外科医生继续进行显微外科训练，并寻求机会来提高技能。

显微外科的错误在大多数情况下是可以纠正的。然而，解决方案很可能是不完美的，可能会导致不利的结果。可能容易导致出血、缺血和组织坏死率的增加。在日本京都的国家心血管中心，神经外科医生只有在动物身上做 100 次成功的搭桥手术后才能给患者做搭桥手术。由于脆弱的小血管很容易发生血管痉挛，显微外科干预的结果必须为"全或无"。它必须是完美的。在大多数医学领域，趋势是将错误归咎于系统，而不是个人。虽然我们可能会在大多数医学领域认可这一趋势，但医学系统最后一次可以为患者干预的时间是在对外科医生进行资格审查的时候。在此之后，外科医生必须以适当的准备和谦逊的态度承担起医学责任。

三、显微外科操作和技能评估

目前模拟医学的发展需要有效的量表来评估外科医生基本的技术和技能。这些量表对于高年资医生和导师评估学员的训练效果，以及训练有素的外科医生进行自我评估都很重要。这样的客观评价有助于学员了解自身的不足，以及训练时训练内容的权重分配。手术和训练的录像对提高训练效果是非常有帮助的，因此推荐使用。

训练成果评估量表在科学项目的开发和仿真模型的评价中都是有用的。最可靠的手术量表是多伦多大学自 20 世纪 90 年代以来一直使用的客观结构化技术评估量表（Objective Structured Assessment of Technical Skills，OSATS）[18]。在此基础上开发了显微外科相关评估量表（表 8-1）[19]。该量表是一个可靠有效的量表，可用于评价显微吻合技术的优劣。另一个专门用于评估动脉瘤解剖和夹闭的量表可用于评估住院医师及更高年资医师在模拟脑动脉瘤手术实验模型上的表现（表 8-2）。虚拟现实模拟器目前在腹腔镜手术和机器人手术训练中普遍应用，而且大多数模拟器都包含计算机评价指标评估学员的表现。然而，这样的虚拟现实模拟器尚未用于显微血管吻合练习[20]。

> 补充材料
> - 短期训练就足以获得显微外科技能，但这些训练必须定期进行。每天在纱布上用左手和右手练习缝 10 针。不时变换训练模式以制造挑战（在手术室，真实手术条件可能不理想）。模拟深部手术伤口的操作，练习在纱布上从不同方向进行缝合，在弹力管上练习吻合，并在生物组织上进行训练（湿式训练）。

表 8-1　西北客观显微吻合评估工具（NOMAT）[a]

项　目	表现欠佳	表现中等	表现良好
Ⅰ. 术者位置和姿势	弓着背，扭曲的手腕，耸肩，动作幅度大	开始时姿势和位置都很好，但到手术结束时就会变差。很少做大幅度的动作	符合工效学放松的姿势，有效的动作。术中活动仅限于手腕和手指
Ⅱ. 手术显微镜的使用	经常调整位置、焦距和工作距离，经常失焦或使用妨碍术区定位的不合适的放大倍率。经常调整手术床等装置，而不是利用显微镜寻找目标	大部分时间聚焦，但多次重新调整焦距，掌握显微镜的使用方法但还不熟练	在任务开始时优化焦距、对焦和光学设置，并仅在需要时进行调整
Ⅲ. 对手术器械的了解	反复使用错误的手术器械来完成任务	大多数情况下使用正确的手术器械完成任务，出错后快速能更换成正确的器械	器械和任务的完美匹配。熟悉手术器械，并根据手术需要进行选择

（续表）

项　目	表现欠佳	表现中等	表现良好
Ⅳ. 手术器械的运用	反复用器械做试探性的或笨拙的动作	能熟练使用器械，尽管偶尔会显得生硬和笨拙	流畅地使用器械，不会有任何笨拙表现
Ⅴ. 对血管和组织的处理	经常因力量使用不当而损坏血管，导致血管出现穿孔或管壁撕裂。由于针、器械操作不当或打结时撕裂血管	可接受的或偶尔的意外损伤，不会影响血管的结构完整性，但理论上可能会导致内膜损伤并形成血栓。使用缝合线打结过程中动作粗暴	手术结束时，血管几乎完好无损。没有可能导致内膜损伤或血栓形成的动作。手术技巧高度熟练
Ⅵ. 缝合针的使用和保护	操作过程中造成针无法修复的损坏，需要新的缝线来完成吻合	针有中度损坏和变形，但仍能正常使用	在手术结束时针没有损坏和变形
Ⅶ. 边距	吻合口两边的边距参差不齐。供体血管和受体血管的进针点非常不匹配	50% 的边距是均匀和规则的	所有的边距都是均匀和规则的
Ⅷ. 针距	不规则的针距。完成吻合针数欠理想（3mm 血管缝合针数 > 12 针或 < 10 针，1mm 血管缝合针数 > 8 针或 < 6 针）	> 50% 的针距等距且规则，但用于完成吻合的针数欠理想（3mm 血管缝合针数 > 12 针或 < 10 针，1mm 血管缝合针数 > 8 针或 < 6 针）	针距相等。缝合针数与血管直径相匹配（3mm 直径血管为 10~12 针，1mm 直径血管为 6~8 针）
Ⅸ. 打结	结太松，可能会自然松解。打结太紧，可能损伤血管。浪费大量的线，并且需要多根（> 3 根）缝线才能完成吻合	可接受的打结质量，但线结不均匀或不规则。缝合线的长度剪得不合适。需要 1 根额外的缝合线才能完成吻合	完美的方结，具有良好的强度和张力。修剪合适的缝线长度。仅用 1 根缝线完成了整个吻合
Ⅹ. 显微镜下缝合针的使用效率	有很多不必要的动作。需要多次尝试才能夹住针。需要多次尝试才能成功进针。在术区经常丢失缝合针	几乎没有不必要的动作。几次尝试后可以成功抓取缝合针。几次尝试后可以成功进针	没有废动作，只一次就成功抓取针。经济高效的操作。大多数情况下一次尝试就成功进针
Ⅺ. 显微镜下有效打结	很多废动作。需要多次尝试才能抓住缝合线并打结。用力过度造成多处缝线断裂或扭曲	几乎没有废动作。几次尝试就成功抓住缝合线。极少的缝线断裂，不会妨碍打结	没有废动作。经济有效的操作。大多数情况下一次尝试就成功打结
Ⅻ. 关闭泵的情况下评估吻合完成情况	严重的血管扭曲、成角或扭转。血管完全变形。没有完成吻合	没有血管扭转。血管轻微的扭曲	吻合对位良好。吻合预计将会发挥良好功能
ⅩⅢ. 打开泵的情况下评估吻合完成情况	从相邻缝合线之间喷出液体。大量渗出，没有明确渗出点。血管被完全缝闭。没有血流	中度渗出，没有明确渗出点	轻微的渗出主要来自缝针的进出点，可通过棉片控制
ⅩⅣ. 血管吻合完成评价及血管腔检查	管腔狭窄 > 70%，血管后壁被缝合	10%~50% 的管腔狭窄。血管边缘重叠导致狭窄，血管后壁没有被缝合	没有明显的狭窄限制血管和血流

a. 项目的评分范围为 1~5 分，其中 1 分表示表现不佳，5 分表示表现良好（经许可转载，引自 El Ahmadieh TY，Aoun SG，El Tecle NE, et al. A didactic and hands-on module enhances resident microsurgical knowledge and technical skill. Neurosurgery. 2013; 73 Suppl 1: 51-56.）

表 8-2　动脉瘤夹闭技能的客观结构化评估量表（OSACS）[a]

项　目	表现不佳	表现中等	表现良好
术者位置和姿势	弓着背，扭曲的手腕，耸肩，动作幅度大	开始时姿势和位置都很好，但到手术结束时就会变差。很少做大幅度的动作	符合工效学放松的姿势，有效的动作

（续表）

项 目	表现不佳	表现中等	表现良好
手术显微镜的使用	经常调整位置、焦距和工作距离，经常失焦或使用妨碍术区定位的不合适的放大倍率	大部分时间对焦，但多次重新调整焦距，熟悉显微镜的使用，但还不熟练	在任务开始时优化焦距、对焦和光学设置，并仅在需要时进行调整
对手术器械的了解	反复使用错误的手术器械来完成任务	大多数情况下使用正确的手术器械完成任务，出错后快速更换成正确的器械	器械和任务的完美匹配。熟悉手术器械，并根据手术需要进行选择
手术器械的握持	反复用器械做试探性的或笨拙的动作	能熟练使用器械，尽管偶尔会显得生硬和笨拙	流畅地使用器械，不会有任何笨拙表现
时间和动作	很多废动作	有效的时间和动作，但有一些废动作	经济高效的操作
手术时间和下一步的手术计划	经常需要暂停手术或需要讨论下一步的手术计划	手术平稳推进，同时有能力预知下一步的手术计划	明显有计划的操作过程，从一个动作到下一个动作轻松流畅
动脉瘤夹闭质量	技术不佳，载瘤动脉狭窄或夹闭不全	技术中等，载瘤动脉明显或轻度狭窄，动脉瘤完全夹闭	技术优秀，最佳的夹闭位置，动脉瘤血流完全阻断，血管通畅性良好
对周围组织的干扰	经常对组织施加不必要的干扰，或因器械使用不当而对组织造成损害	小心处理组织，但偶尔会造成不经意的损害	始终如一的良好操作，并将对周围组织的损害降至最低
解剖质量	技术不佳，经常损伤血管，动脉瘤显露不充分	技术中等，在解剖血管周围时发生可接受的或偶然的意外损伤，不影响血管结构的完整性，充分显露动脉瘤和载瘤动脉	出色的锐性解剖技术，无损伤的血管，充分显露动脉瘤和载瘤动脉

a. 项目的评分范围从 1～5 分，其中 1 分表示表现不佳，5 分表示表现良好（经许可转载，引自 Belykh E，Miller EJ，Lei T，et al. Face, content, and construct validity of an aneurysm clipping model using human placenta. World Neurosurg. 2017; 105: 952–9.）

参 考 文 献

[1] Olabe J, Olabe J. Microsurgical training on an in vitro chicken wing infusion model. Surg Neurol; 72(6):695–699

[2] Hino A. Training in microvascular surgery using a chicken wing artery. Neurosurgery; 52(6):1495–1497, discussion 1497–1498

[3] Abla AA, Uschold T, Preul MC, Zabramski JM. Comparative use of turkey and chicken wing brachial artery models for microvascular anastomosis training. J Neurosurg; 115(6): 1231–1235

[4] Colpan ME, Slavin KV, Amin-Hanjani S, Calderon-Arnuphi M, Charbel FT. Microvascular anastomosis training model based on a Turkey neck with perfused arteries. Neurosurgery; 62(5) Suppl 2:ONS407–ONS410, discussion ONS410–ONS411

[5] Olabe J, Olabe J, Sancho V. Human cadaver brain infusion model for neurosurgical training. Surg Neurol; 72(6):700–702

[6] Olabe J, Olabe J, Roda JM, Sancho V. Human cadaver brain infusion skull model for neurosurgical training. Surg Neurol Int; 2:54

[7] Russin JJ, Mack WJ, Carey JN, Minneti M, Giannotta SL. Simulation of a highflow extracranial-intracranial bypass using a radial artery graft in a novel fresh tissue model. Neurosurgery; 71(2) Suppl Operative:ons315–ons319, discussion 319–320

[8] Aboud E, Aboud G, Al-Mefty O, et al. "Live cadavers" for training in the management of intraoperative aneurysmal rupture. J Neurosurg; 123(5):1339– 1346

[9] Aboud E, Al-Mefty O, Yaşargil MG. New laboratory model for neurosurgical training that simulates live surgery. J Neurosurg; 97(6):1367–1372

[10] Oliveira Magaldi M, Nicolato A, Godinho JV, et al. Human placenta aneurysm model for training neurosurgeons in vascular microsurgery. Neurosurgery;10 Suppl 4:592–600, discussion 600–601

[11] Ayoubi S, Ward P, Naik S, Sankaran M. The use of placenta in a microvascular exercise. Neurosurgery; 30(2):252–254

[12] Romero FR, Fernandes ST, Chaddad-Neto F, Ramos JG,

Campos JM, Oliveira Ed. Microsurgical techniques using human placenta. Arq Neuropsiquiatr; 66(4): 876–878

[13] Hamamcioglu MK, Hicdonmez T, Tiryaki M, Cobanoglu S. A laboratory training model in fresh cadaveric sheep brain for microneurosurgical dissection of cranial nerves in posterior fossa. Br J Neurosurg; 22(6):769–771

[14] Belykh EG, Lei T, Oliveira MM, et al. Carotid endarterectomy surgical simulation model using a bovine placenta vessel. Neurosurgery; 77(5):825–829, discussion 829–830

[15] Hicdonmez T, Hamamcioglu MK, Tiryaki M, Cukur Z, Cobanoglu S. Microneurosurgical training model in fresh cadaveric cow brain: a laboratory study simulating the approach to the circle of Willis. Surg Neurol; 66(1):100–104, discussion 104

[16] Kivelev J, Hernesniemi J. Four-fold benefit of wound closure under high magnification. Surg Neurol Int; 4:115

[17] Belykh E, Byvaltsev V. Off-the-job microsurgical training on dry models: Siberian experience. World Neurosurg; 82(1–2):20–24

[18] Reznick R, Regehr G, MacRae H, Martin J, McCulloch W. Testing technical skill via an innovative "bench station" examination. Am J Surg; 173(3):226–230

[19] Aoun SG, El Ahmadieh TY, El Tecle NE, et al. A pilot study to assess the construct and face validity of the Northwestern Objective Microanastomosis Assessment Tool. J Neurosurg; 123(1):103–109

[20] Helal-An-Nahiyan M, Farhin M, Lim G. Design and simulation of a training simulation of microvascular anastomosis with visual and haptic feedback. IJSRP; 5(8):1–4

第 9 章　搭桥可能出现的错误
Possible Bypass Errors

Evgenii Belykh　Peter Nakaji　著

摘　要

本文介绍了在进行吻合时常见的陷阱和错误。在练习过程中及早地了解这些，有助于在实际手术中避免其发生，或者发生后及时补救。初级神经外科医生尤其可以从学习如何预防和应对失误中受益。

关键词

出血，搭桥，并发症，错误，失败，失误，闭塞，血栓形成

一、搭桥可能出现的错误

我们永远可以从自己的错误中学习，尤其是在训练的早期。通过在实验室模拟练习中吸取到的教训，我们能够更好地在未来的临床实践中避免出现错误。潜在的改进领域之一便是搭桥术中错误。

Amin-Hanjani 和 Charbel[1] 将搭桥术中的错误分为不良的搭桥指征和错误的搭桥两种主要类型。他们还定义了技术错误的三种子类型，即供体血管问题、吻合问题和受体血管问题。

搭桥的过程中可能会犯许多常见失误。这些失误大多数都是技术性的，可以通过实验室练习来避免，这有助于预防和避免此类失误的发生。尽管临床管理指南的细节分析（如一个适当的治疗策略的选择）已经超出本书的内容，为了避免某些可能对患者造成严重损害的常见失误，这些指南的某些方面必须考虑到。

二、患者 - 治疗不相匹配

第一个应该避免的错误就是为不适合该治疗方案的患者选择搭桥手术。颈动脉闭塞手术研究中关于颅外 – 颅内（EC-IC）搭桥术的研究[2] 和日本 EC-IC 搭桥试验[3] 的结果显示，EC-IC 搭桥治疗颅内缺血性疾病的效果不如最佳药物治疗，因此大大限制了使用搭桥术的指征。显然，即使是技术出色的搭桥手术也无法使那些未经精心选择的患者受益。

在不适当的时机为患者进行搭桥术（如急于进行手术）也可能会出现问题。手术前应留出足够的时间来控制可控的危险因素，并调节患者的凝血和血小板状态。搭桥前通常给患者服用小剂量阿司匹林（81～100mg/d），搭桥后给患者服用全剂量阿司匹林（325mg/d）。为了克服阿司匹林抵抗，应该行阿司匹林反应测试并根据需要调整阿司匹林的剂量[4]。术中使用阿司匹林导致出血

的轻微增加比搭桥后血栓更可取,因为后者可能导致卒中。

三、手术室环境与手术团队

吻合术中可能用到的额外用品应该随时供应,因为没有这些可能会出现问题。在开始操作之前,应准备好构成搭桥器械套件的所有其他显微神经外科手术工具(显微镊、显微剪、阻断夹、缝合线和双极)。在更换成使用显微外科双极之后,以及开始电凝皮质受体动脉的小分支之前,应将双极电凝功率设置调整为较低的值。

除了需要正确的设备和备用仪器外,搭桥手术还需要训练有素的团队和良好的团队合作。尽管手术室可以有医学生、住院医师和其他学员的参观或参与,但手术室并不是进行搭桥手术教学的最佳场所,教学工作应在实验室中进行。

手术室应为外科医生提供最佳的位置和舒适的姿势,因为不良的姿势可能会导致过度的震颤,这会影响所有外科医生的发挥(视频 9-1)。

四、麻醉相关问题

错误的血压管理会对脑灌注产生严重的影响。对于某些特殊的患者,术中血压降于一般的水平可能会导致在搭桥位置附近或远离该位置的地方出现梗死。在手术过程中行全身麻醉时,应严格将患者的血压维持在其清醒时的血压水平。

关键在于要意识到与麻醉相关的错误可能发生的以下几个关键环节。因此与麻醉科医师的沟通至关重要。第一,术中应避免过度换气。第二,不建议使用 α 肾上腺素受体激动药,因为其具有血管收缩作用。第三,如果出现脑膨出,应给予甘露醇而不是过度换气。在严格控制血压的情况下,可加大丙泊酚剂量来加深麻醉。第四,在临时阻断血管和进行血管吻合时,应脑电监测下常规使用巴比妥类药物或异丙酚来进行暴发抑制。

五、供体血管

在解剖供体血管的过程中可能会存在一些错误。第一个可能的问题是将颞浅动脉与颞浅静脉搞混。为避免此错误,应牢记静脉通常是直的、蓝色的、细的,而动脉通常是弯的、白色的、搏动的。第二个可能的错误是操作不当导致供体血管受损,如变干或痉挛。为避免此错误,可通过使供体血管或移植物保持湿润、温暖以防止其痉挛。新型显微镜产生的热量会使供体血管很快变干,因此需确保持续冲洗血管。如果发生血管痉挛,可以用罂粟碱、尼卡地平、米力农或局部麻醉药冲洗以缓解痉挛。

枕动脉的分离比颞浅动脉需要花费更长的时间。因此,应事先确定是否将枕动脉作为供体,并且应在做出此决定后再将宝贵的时间用于分离枕动脉。

解剖并将颞浅动脉或枕动脉吻合至颅内血管后,头皮血液供应减少导致的头皮坏死和伤口感染是另一个需要关注的问题。据报道,与搭桥手术相关的伤口感染或坏死的发生率为 0.7%~21.4%,该发生率被认为高于未行皮肤血管获取的开颅手术的发生率[5-8]。造成伤口问题的主要原因包括颞浅动脉两个分支的获取、糖尿病和动脉粥样硬化闭塞性疾病。其他考虑的因素包括组织边缘的创伤性处理、对帽状腱膜血管的损伤,以及皮瓣内获取供体动脉的边缘位置。尽管还没有足够的统计学研究表明特定切口形状存在益处[7](例如在皮瓣上行直线形的皮肤切口或皮瓣切口),但在预防伤口并发症方面,周密而仔细的皮肤切口规划尤为重要。

有蒂的供体血管应足够粗(直径 > 1mm)以提供足够的血流量。在许多情况下,由于供体血管闭塞或过细导致直接搭桥在技术层面不可行[5]。因此在供体血管较细的情况下,通过多种方式调整搭桥策略,可以使用间接搭桥、在近侧(较粗的地方)切开供体血管、使用血管移植物,或者可以使用其他供体血管(如上颌动脉)[5, 9]。

六、开颅手术

在进行开颅手术时最应避免的重大错误是钻头损伤供体血管。为避免此错误，可将 Farabeuf 牵开器或 Penfield 解剖器放在开颅器刀片和血管之间，以保护血管使其免受钻头意外损伤。请勿将供体血管放在棉片或纱布上，因为这些东西可能会被钻头卷抓。避免在供体血管上使用鱼钩式牵开器或其他压缩类型的牵开器。也可以在帽状腱膜上进行范围较大的血管远近端的分离，以便让血管远离钻头的轨迹。

七、选择受体血管

在选择搭桥受体血管时，即使血液循环受到损害，也不应将较小的供体血管缝合至较大的受体血管上，因为这无法提供很好的血流动力。为避免此错误，可以通过选择与供体血管大小相同或小于供体血管的受体血管。颅内大血管的压力通常较高，而狭窄的供体血管可能导致吻合处的血流缓慢。因此，准确地测量血流量对于评估和匹配血流量的需求和供应很重要 [1]。

八、术野

为避免出现问题，术野应保证绝对清洁无菌。尝试在非无菌环境或出血的手术区域操作是一个常见的错误，可能会使手术复杂化。在尝试进行搭桥之前，一定要花费额外的时间来保证操作区域绝对清洁，包括确保抽吸设备运行良好。即使其他所有操作都完成得很完美，患者的出血也会严重遮挡视线并妨碍每一个动作。通常最好在血管周围使用一个额外的橡胶垫片，这样缝合时缝线置于干净的表面上，而不是粘在大脑、肌肉或凝结的血液上。

九、器械

如果忽视手术器械状况，即使再熟练的显微外科技术也会受到影响。如果显微剪损坏或显微镊弯曲，即使是最细致的血管吻合操作也将失败。应使用高质量的显微剪和最锋利的全新刀片对供体和受体血管进行修剪，以实现完美匹配的鱼嘴形切口。在每次手术之前，都应彻底检查显微外科器械，并在必要时及时送去维修，尤其是在必须使用手术室公用器械套件的情况下。大多数神经外科医生都有自己的一套搭桥手术器械。如果拥有自己的器械，须确保在每次操作之前和之后均对其进行消毒并保证其处于良好状态。

十、血管准备

血管准备中的一个常见错误是供体和受体血管开口尺寸的匹配不够精确，会使缝合复杂化。如果 2 个血管的尺寸不匹配，那么必须专注于使用血管的全部周径，以免在最后形成"狗耳"。开始缝合之前，一定要花一些时间将 2 个开口完美对齐（图 9-1）。

另一个可能出问题的情况是，受体血管的开口和夹子之间没有足够的空间，会使血管的旋转和缝合复杂化。因此，应在受体血管上施加阻断夹时，应确保受体血管有足够的空间旋转和缝合后壁。

为了获得最佳结果，端 - 侧吻合时吻合口应比受体血管的直径大 2～2.5 倍。吻合口不应成为血流阻力点。即使吻合处狭窄（很难看到），也应足够大以保证足够的流量。

如果无法从血管外部缝合后壁，则应从内部进行，类似于典型的侧 - 侧吻合。在这种情况下，稍大的吻合口（比受体血管的直径大 3 倍）会比小吻合口更为方便，因为它为进针和缝合后壁留出了更多的空间。

以正确的顺序小心地取下阻断夹，以免产生空气和微血栓栓塞。首先应取下远端的夹子使血

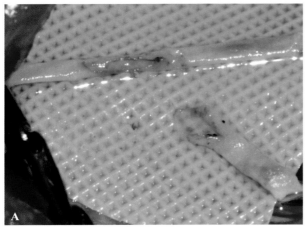

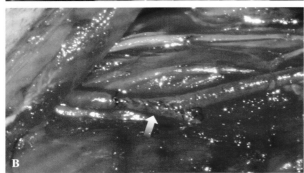

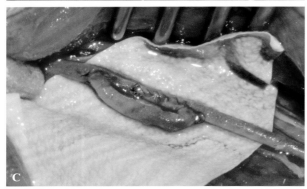

▲ 图 9-1　血管剪裁错误的照片

A. 上方的血管是一个剪裁得不合适的受体血管，切口过大；B. 吻合后狭窄（白箭）和血栓形成；C. 镜下吻合口显示血管段狭窄。使用相同的血管以侧端缝合的方式在近端进行第 2 次吻合。注意，血流通过第 1 次吻合口的功能性足跟部分绕过了血栓形成段

管充盈，然后再取下近端夹子，最后取下供体血管上的夹子。

十一、连续缝合

　　另一个容易避免的潜在错误是开始阻断血流时没有第一时间确保该过程的所有前序步骤都已进行，并且所有后续步骤都已准备就绪。例如，在阻断受体血管之前应先将端侧足跟和足尖的缝线预置在供体血管上，以节省时间。

　　一个常见的缝合错误是从血管内部开始穿刺。这样做会使缝线的尾部留在血管腔内。这使得这一针缝合要重新开始（从血管外部开始），浪费时间。

　　另一个缝合错误是在开始时将缝线拉得太紧。每缝完一针后留一个直径较小且疏松的线襻，先集中堆叠而不拉紧。完成所有缝针后再依次收紧。如果每缝合一针就拉紧，会使外膜伸入血管腔内，诱发血栓形成。

　　未能预见并预防性处理吻合中的困难部分（如足跟区域），是缝合过程中另一个潜在的失误点。通常缝合最困难部分是离足跟更近的地方，因为这些地方或多或少会被供体动脉所遮挡。缝合失误（如撕裂血管壁或持续出血）通常会发生在足跟附近，因此在其他缝线限制血管旋转之前，应先进行靠近足跟部的缝合。

　　在连续缝合时应注意不要误缝对侧的血管壁。一旦完成了一侧血管壁的缝合就很难进行调整，尤其是在连续缝合的时候。如果连续缝合时确实误缝了对侧的血管壁，修复需先将被误缝的血管壁松解出来。在大多数情况下连续缝合出现这样的错误最终需要全部重缝，因为即使将勾到的对侧血管从缝线结上切下，同时释放出来的多余的缝线长度也会使整个缝线松掉。如果释放出来的缝线很少，则可以在全段缝线上均匀地重新分配，而不会影响吻合口的通畅性。有时可以加一针额外的间断缝合并松散地打结，以恢复整个缝合线的张力。如果将勾到血管的缝线切断，则可以同时拆除相邻的缝线以释放缝线末端，并可以将其与补加的"修复性"的间断缝合线一起打结。但是，这种方法通常需要在每个方向上释放≥ 2 针（总共 4 针），实际上这与重新进行连续缝合没有什么不同。

　　最后一个错误是在缝合过程中忽视缝线的缠

绕。这样可能会导致在针头意外进入前一针时形成线结。

十二、结和线

关于线结的一个常见错误是打过多的结。现实中很少会遇到需要超过 3 个结的情况，因为尼龙缝合线容易断裂。另一个常见的错误是使尼龙线在打结时发生扭曲、变形和折断，特别是在连续缝合过程中。缝线夹持技术一定要训练得足够好以避免缝线损坏。在实际手术期间，应确保仅使用状况良好（即不弯曲）的针头和缝线。一旦缝线损坏，最好立即更换。然而在训练过程中，尤其是在早期阶段，应该尝试节约，以最大限度地利用每根缝线。

十三、间断缝合

进行端 - 端吻合时，在没有思考血管旋转方式或可能使间断缝合变得复杂的情况时不能使用血管夹。放置夹子时需方便将夹子进行翻转，使其与血管一起旋转，以观察和缝合血管后壁。

缝合时分辨血管壁可能会出现困难，特别是尝试缝合塌陷的血管。理想情况下，血管的显露和夹子的旋转应使血管的位置可以保证吻合没有"困难"的一面。应经常仔细检查已缝好的针脚，以确保没有意外勾到对面的血管。

最后一种错误是进针太深，勾到太多的血管壁，以及打结时太紧或太松（图 9-2，视频 9-2）。结过紧会导致血管不平，以及血管狭窄，并可能导致外膜卷曲并突入管腔。相反，打结过松可能会导致血管内出现多余的缝线，从而导致血栓形成或吻合口渗漏。

十四、夹持血管

用镊子挤压血管壁会对血管内皮产生损伤，足以导致血栓形成。有时操作时的角度不允许使用反压技术，因此必须用镊子提起血管边缘。当遇到这种情况时，应该小心地在将要进针的血管壁边缘提起，并确保被镊子夹住的所有部分都留在管腔外侧。

十五、出血

当在吻合过程中发生出血，放任其凝结也是错误的。此时需保持耐心，并避免使用过多的止血材料或过于用力按压止血。按压时用力需恰到好处，以保证在不压塌血管的情况下止血。最好的止血材料可能是一块被压碎的肌肉，它比其他止血材料更不可能进入吻合口内部；此外，还可以使用市场上出售的止血材料，如 Surgicel Nu-Knit（Ethicon US，LLC，Cincinnati，Ohio）。通常情况下，出血位点一般是在供体血管的小分支（如颞浅动脉或桡动脉）或吻合口附近的脑皮质动脉的小分支。可以通过盐水冲洗来明确出血点，以便解决出血问题。

十六、血流评估

吻合完成后过早评估血流有时会出现假阳性结果，最好等待 10～15min 再作出最终判断，以减少遗漏血栓的可能。不仅要检查流量，还要确保没有逆流或流速缓慢（血管无法迅速充盈）。如果发现逆流或血管没有迅速充盈，则应明确问题原因，排查后再次进行评估。

十七、缝合皮肤

缝合皮肤时的错误主要包括线结过松、刺伤供体血管，以及忽视止血与引流的重要性。尽管由于供体血管穿过的缘故而很难实现硬膜的水密缝合，但是帽状腱膜和皮下的紧密闭合对于防止脑脊液漏尤为重要。在缝合皮肤过程中应特别注意不要刺伤供体血管。此外，还应特别注意止血和引流，因为 EC-IC 搭桥术后常规会进行抗血小

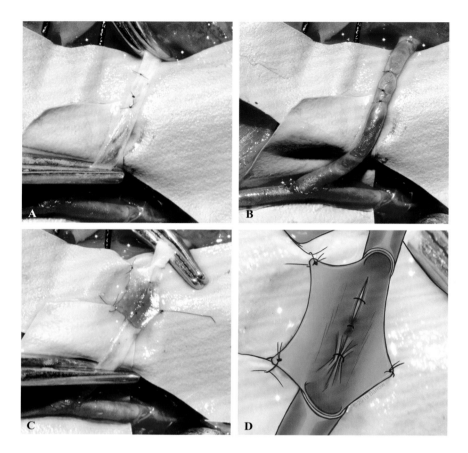

▲ 图 9-2   缝合错误的照片和示意图

A. 故意以不正确的方式缝合的 3 针，以展示在缝合动脉中可能存在的错误。最上面的一针太松，中间的一针外膜突入腔内，最下面的一针边距过大，形成了褶皱和狭窄。B. 当恢复血流时，由这三种错误引起的缺陷是显而易见的。C 和 D. 术中的照片和绘制的对已打开并用染料染色的血管内部的示意图，均显示出上面一针缝线松动，中间一针外膜突向腔内，下面一针边距过大导致狭窄

板治疗。最后，在缝合头皮过程中还应特别注意皮肤张力的均匀分布，以免引起缺血性皮肤坏死。

十八、术后管理

术后应注意患者护理的几个方面。术后立即对患者使用加压敷料，允许他们过早戴眼镜可能是错误的。可以在术后注意事项中特别记录这些限制，手术后组织肿胀，可能在眼镜框或绷带的作用下进一步压迫血管。

术后应密切监测并积极控制血压，以免血压过低或过高。即便是平稳无并发症的患者，也应密切观察患者 48h。患者术后第 1 年需服用阿司匹林（325mg/d），并在开始治疗后的最初几周筛查阿司匹林敏感性。患者 1 年后可以继续接受 325mg/d 的剂量，或者可以根据他们的医疗需求或初级保健提供者的偏好将方案调整为 81mg/d。

十九、总结

通过了解各个部分可能发生的错误，并通过在实验室中练习如何应对此类错误，可以让术者在手术过程中出现这些情况时更好地应对。更重要的是还要学习如何预测困难并避免困难。

参 考 文 献

[1] Amin-Hanjani S, Charbel FT. Flow-assisted surgical technique in cerebrovascular surgery. Surg Neurol; 68 Suppl 1:S4–S11

[2] Powers WJ, Clarke WR, Grubb RL , Jr, Videen TO, Adams HP, Jr, Derdeyn CP, COSS Investigators. Extracranial-intracranial bypass surgery for stroke prevention in hemodynamic cerebral ischemia: the Carotid Occlusion Surgery Study randomized trial. JAMA; 306(18):1983–1992

[3] Ogasawara K, Ogawa A. [JET study (Japanese EC-IC Bypass Trial)]. Nihon Rinsho; 64 Suppl 7:524–527

[4] Jussen D, Horn P, Vajkoczy P. Aspirin resistance in patients with hemodynamic cerebral ischemia undergoing extracranial-intracranial bypass surgery. Cerebrovasc Dis; 35(4):355–362

[5] Mesiwala AH, Sviri G, Fatemi N, Britz GW, Newell DW. Long-term outcome of superficial temporal artery-middle cerebral artery bypass for patients with moyamoya disease in the US. Neurosurg Focus; 24(2):E15

[6] Abla AA, Gandhoke G, Clark JC, et al. Surgical outcomes for moyamoya angiopathy at Barrow Neurological Institute with comparison of adult indirect encephaloduroarteriosynangiosis bypass, adult direct superficial temporal artery-to-middle cerebral artery bypass, and pediatric bypass: 154 revascularization surgeries in 140 affected hemispheres. Neurosurgery; 73(3):430–439

[7] Katsuta T, Inoue T, Arakawa S, Uda K. Cutaneous necrosis after superficial temporal artery-to-middle cerebral artery anastomosis: is it predictable or avoidable? Neurosurgery; 49(4):879–882, discussion 882–884

[8] Takanari K, Araki Y, Okamoto S, et al. Operative wound-related complications after cranial revascularization surgeries. J Neurosurg; 123(5):1145–1150

[9] Yağmurlu K, Kalani MYS, Martirosyan NL, et al. Maxillary artery to middle cerebral artery bypass: a novel technique for exposure of the maxillary artery. World Neurosurg; 100:540–550

第 10 章　实验室技术的转化：神经外科搭桥的指征
Translation of Laboratory Skills: Indications for Bypass in Neurosurgery

Evgenii Belykh　M. Yashar S. Kalani　Vadim A. Byvaltsev　Peter Nakaji　**著**

摘　要

本章主要叙述与血管搭桥手术相关的基本概念、神经外科搭桥手术的相关术语、搭桥的分类。本章也系统叙述选择搭桥手术时的各种可能手术方案，低流量和高流量颅外 – 颅内搭桥的手术技术。

关键词

搭桥术，分类，颅外 – 颅内搭桥术，流量增大，高流量，原位重建，低流量，大脑中动脉搭桥术，颞浅动脉搭桥术

一、概述

本章叙述颅外 – 颅内（extracranial-intracranial，EC-IC）搭桥手术的基本技术。第 11 章是脑血管搭桥的典型病例，针对不同的疾病进行叙述。

二、搭桥的类型

为治疗缺血或血管牺牲后进行替代血流，可行直接、间接或联合搭桥手术来建立侧支血流。直接搭桥重建从供体动脉经吻合口到达受体动脉的血流，最常见的是将颅外血管吻合到颅内血管。直接搭桥须临时阻断受体动脉。现已证明，颞浅动脉（superficial temporal artery，STA）与大脑中动脉（middle cerebral artery，MCA）吻合时的这种 MCA 阻断不会影响多数患者的脑代谢或电活动[1]。直接搭桥即刻建立血流，可用多普勒超声、荧光视频血管造影（吲哚菁绿血管造影）

或数字减影血管造影来观察其通畅性。间接血流重建将不同类型的组织贴敷到脑表面来人工优化诱导血管新生的条件。供体组织可以是硬膜、肌肉或大网膜，但大网膜使用极少。

（一）神经外科直接搭桥手术的一般原则

搭桥手术因有许多细节而需采用不同的操作技术。本节我们将归纳搭桥手术的一般原则，系统叙述针对不同患者的解剖和病灶特点制订手术策略时可考虑的大量有效选择，讨论血管重建中的搭桥技巧，确定搭桥手术的不同手术策略。

1. 搭桥的目的

对于脑缺血，搭桥策略的目标是改善受血流动力学影响的分水岭区，来逆转缺血或防止进一步进展（图 10-1）。因此，这类搭桥称为"血流增加"[2, 3]。对于多数动脉瘤孤立术，搭桥的目标是替代之前经载瘤动脉到达其远端分支的正常血流，因此称为"血流替代"[4]。血流替代性搭桥

的指征是肿瘤（良性与恶性）、血管性病灶（巨大动脉瘤与硬脑膜动静脉瘘），以及创伤性或医源性血管损伤。对于复杂动脉瘤，称为"血流增加"还是"血流替代"，应根据评估的血流需求来确定。无论行低流量还是高流量移植都是合适的，但更倾向于后者，因为能提供与颈内动脉（internal carotid artery，ICA）几乎相同的血流量。

2. 血流量

血流量被用于重建性搭桥手术的分类（图10–2）。在历史上，搭桥术分为低流量搭桥和高流量搭桥，目前仍被广泛使用。低流量搭桥常采用 STA-MCA 搭桥，高流量搭桥常采用血管移植物，如桡动脉移植物或大隐静脉移植物从颈部颈动脉搭桥到颅内动脉[5-7]。从技术层面讲，搭桥时的低流量和高流量指移植物，低流量血管的流量为 20～70ml/min[8]，中流量血管为 60～100ml/min，高流量血管为 ≥ 100ml/min[9]。但许多报道的系列并未直接测定血流量。Mohit 等[10] 将采用桡动脉或大隐静脉移植物者归类为高流量搭桥，行其他搭桥手术，包括 STA-MCA 搭桥、A_3–A_3 搭桥、再植术、原位修补、小脑下后动脉（posterior inferior cerebellar artery，PICA）– PICA 搭桥、枕动脉（occipital artery，OA）– 大脑后动脉（posterior cerebral artery，PCA）搭桥、OA- 小脑上动脉（superior cerebellar artery，SCA）搭桥、STA-SCA 搭桥、PICA- 小脑下前动脉（anterior inferior cerebellar artery，AICA）搭桥者归类为低流量搭桥。Kawashima 等[11]将低流量搭桥描述为覆盖相对小范围血管灌注区者，而将高流量搭桥描述为覆盖更大区域者，如整个颈内动脉灌注区。他们也定义带蒂移植物为低流量，游离中间移植物（大隐静脉或桡动脉移植物）为高流量[11]。

高流量搭桥的血流量达 100～200ml/min。在必须牺牲正常高流量血管时用于替代血流。中流量指 60～100ml/min 的搭桥，比标准带蒂 STA-MCA 搭桥提供的血流量高，但比大隐静脉移植物搭桥低。中流量搭桥常来自颈内动脉或颈外动脉（external carotid artery，ECA）[8, 12]。

3. 吻合动脉的部位

搭桥根据接合血管的部位分为 EC-IC 搭桥、颅内 – 颅内（intracranial-intracranial，IC-IC）搭桥或原位重建手术和颅外 – 颅外（extracranial-

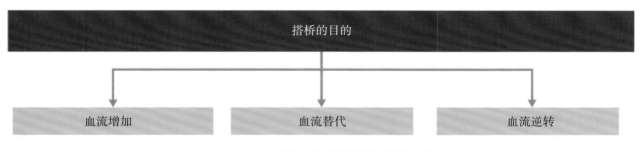

▲ 图 10–1 基于血流代偿目标的搭桥分类

搭桥的目的		
血流增加	血流替代	血流逆转

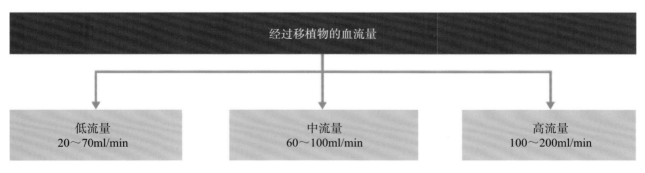

▲ 图 10–2 基于经过移植物血流量的搭桥分类

经过移植物的血流量		
低流量 20～70ml/min	中流量 60～100ml/min	高流量 100～200ml/min

extracranial，EC-EC）搭桥（图 10-3）。神经外科临床的 EC-EC 手术包括在颈动脉和椎动脉上实施的不同重建手术。原位颅内重建技术在神经外科相对新颖，在 EC-IC 吻合后发展起来。IC-IC 搭桥比其他搭桥的技术要求高，因为需在深部手术野操作。

IC-IC 搭桥最常用于动脉瘤手术（图 10-4）。从载瘤动脉上切除动脉瘤，然后通过各种无须获取独立颅外供体动脉的 IC-IC 搭桥技术恢复血管的完整性，如再植术或再吻合。"再吻合"的意思是建立一个端 - 端吻合，而"再植术"的意思是建立一个端 - 侧吻合。

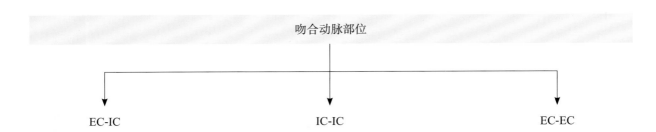

▲ 图 10-3　基于吻合动脉流域的搭桥分类
EC-IC. 颅外 - 颅内；IC-IC. 颅内 - 颅内；EC-EC. 颅外 - 颅外

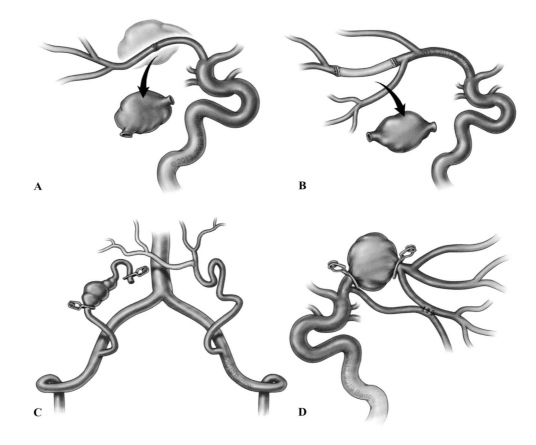

▲ 图 10-4　原位重建的示例
A. 切除病变节段，以端 - 端吻合的方式重建载瘤动脉（切除 - 再吻合）；B. 切除动脉瘤后两端不能拉到一起，可采用中间移植物；C. 分支血管受累或无法保留，横断后通过端 - 侧吻合再植到近端或邻近血管（再植术）；D. 夹闭孤立病变节段，动脉瘤近端与远端的血管行侧 - 侧吻合恢复血流

Quiñones-Hinojosa 和 Lawton[13] 分析了一个原位血管重建的系列，包括 $A_3 \sim A_3$、MCA-MCA、和 PICA-PICA 吻合，结论是原位重建不易损伤或闭塞[13]。恢复侧支血流的另一种技术是建立一个侧 – 侧吻合（图 10-5），在邻近中线的两侧大脑循环动脉间进行，如 PICA-PICA 和 $A_3 \sim A_3$ 搭桥[13, 14]，或者任何两支平行走行的动脉[15]。

4. 移植物的长度

搭桥术的另一个重要特征是血管移植物的长度（图 10-6）。可根据移植物的长度来分类搭桥，短 IC-IC 移植物（图 10-7）、短 EC-IC 移植物（图 10-8）、标准长度移植物（10-9）、长移植物（10-10）。

Liu 和 Couldwel[15] 阐述了短移植物的通畅性更好，建议经颌下路径进行颈段 ICA 到床突上段 ICA 间的大隐静脉搭桥。他们在颈部最远处行端到端 ICA 近段移植物吻合，移植物更短，路径更直接[5]。1987 年，Sato 和 Kadoya[16] 报道了 3 例在长的大隐静脉移植物闭塞后重建的病例，4 年随访时移植血管仍通畅。一般来说，长移植物搭桥手术是指绕颅盖搭桥，或者移植物吻合口位于颈动脉分叉部或其近端[17]。串联搭桥是采用超过一个移植物来绕开多发性血管性病灶或延长移植物的一种长移植物手术[18, 19]。短移植物搭桥是采用移植物（STA– 大隐静脉移植物 –MCA[18]）、颅内中间移植物或相对更短的颅底搭桥［颈段 ICA 远端 – 颅内颈内动脉[5] 或颌内动脉（internal maxillary artery，IMA）–MCA[20]］将动脉从颅外表面（STA 或 OA）吻合到颅内血管。目前推荐在可能的情况下使用更短的移植物。最近提出了许多采用更短移植物的替代性搭桥方案，旨在提高与标准 ECA– 移植物 –MCA 搭桥相比移植物的

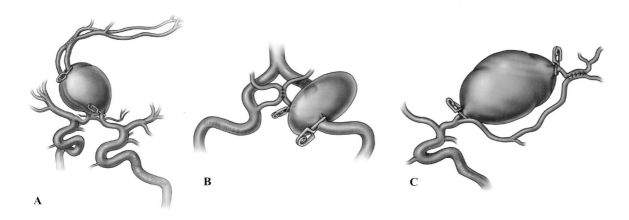

▲ 图 10-5　采用邻近血管侧 – 侧吻合的原位重建

A. 在牺牲动脉瘤近段的血管后大脑前动脉（ACA）-ACA 吻合提供远端血流；B. 小脑下后动脉（PICA）-PICA 吻合，以绕过其中一支 PICA 近端的病变；C. 颞前动脉与大脑中动脉（MCA）二级分支间的 MCA-MCA 吻合

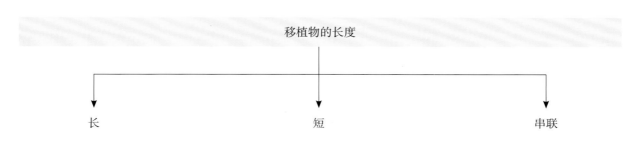

▲ 图 10-6　基于血管移植物长度的搭桥分类

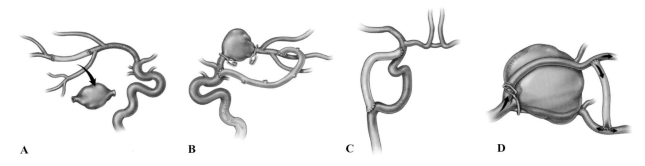

▲ 图 10-7　A. 颅内（IC）–IC 中间短移植物搭桥，中动脉（MCA）– 移植物 –MCA 搭桥；**B.** 采用短 IC-IC 绕行或跳跃式移植物的搭桥，床突上段颈内动脉（ICA）– 移植物 –MCA 搭桥；**C.** 岩骨段 ICA– 移植物 –MCA 搭桥；**D. MCA– 移植物 –MCA 搭桥**

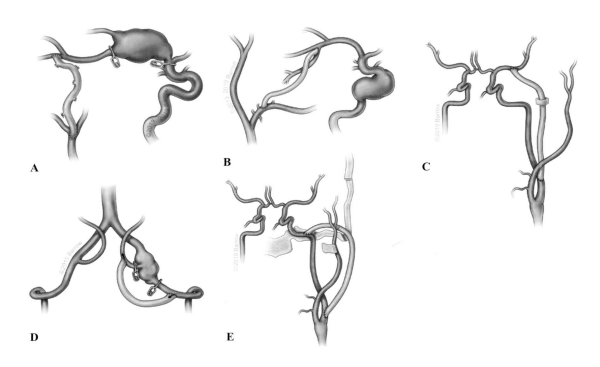

▲ 图 10-8　颅外 – 颅内短移植物搭桥

A. 颞浅动脉残端 – 移植物 – 大脑中动脉（MCA）搭桥；B. 颌内动脉 – 移植物 –MCA 搭桥；C. 颈段颈内动脉（ICA）远端 –移植物 –MCA 搭桥；D. 椎动脉 – 移植物 – 小脑下后动脉搭桥；E. 颈外动脉 /ICA/ 颈总动脉 – 移植物 – 岩骨段 ICA 搭桥

长期通畅性。

　　5. 搭桥手术的侧别

　　搭桥的另一个特征是侧别（图 10–11）。原位直接搭桥的供体动脉常位于受体动脉同侧。但同侧没有合适的供体动脉可用时，其他选择也是可能的，包括血流从对侧供体动脉分流而来的绕颅盖搭桥、串联搭桥或长移植物搭桥[21, 22]，也可采用双侧搭桥。"双侧"一词可以指几种不同的搭桥类型。例如，双侧搭桥可采用 Y 形或双腔移植物向两侧大脑前动脉（ACA）供血[23]。双侧搭桥也能通过两侧的供体动脉来重建双侧 MCA 灌注区的血流，对于烟雾病通常是 STA-MCA 搭桥（图10–12）[24]。

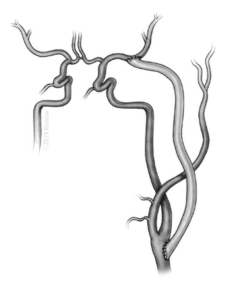

▲ 图 10-9　标准长度移植物搭桥：颈外动脉 / 颈内动脉 / 颈总动脉 – 移植物 – 大脑中动脉搭桥

6. 远端的吻合部位

常见的远端吻合部位如图 10-13 所示。颅内吻合应为牺牲血管的远端分支提供血流。手术前检测的受体血管应有合适的直径。MCA 的 M_1 段直径常为 2.4～4.6mm，M_2 段为 1.8～3.0mm，M_4 段为 0.8～1.6mm[26]。为预防临时阻断期间发生缺血，受体血管不应有很多穿支（多数 M_1 段有穿支[25]）。确定床突上段 ICA 为受体血管时，应为其远端分支提供血流，这需要闭塞部位远端有持续存在的交通性血管——前交通动脉或后交通动脉。后循环血流重建需特殊关注，但搭桥策略和吻合原则相同。最常用的受体血管是椎动脉（vertebral artery，VA）水平段、PCA 的 P_2 段、SCA 或 PICA[10]。

7. 近端的吻合部位

近端吻合或供体动脉的常见部位如图 10-14 所示。在颈动脉分叉区域，颈总动脉、ECA 或 ICA 可用作供体血管。ECA 端 – 端吻合的优点是吻合时无须阻断 ICA，ECA 阻断的耐受性好；潜在的缺点是不能保留 STA 用于搭桥。采用颈段 ECA 行端 – 侧吻合的一个潜在优点是保留 STA 且无须临时阻断 ICA，而在 ICA 或颈总动脉建立端 – 侧吻合时需临时阻断 ICA 的血流。

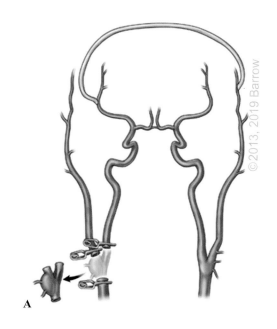

A

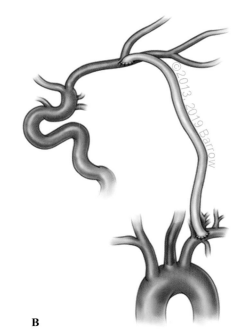

B

▲ 图 10-10　长移植物搭桥
A. 颞浅动脉 – 移植物 – 大脑中动脉（MCA）绕颅盖搭桥；
B. 锁骨下动脉 – 移植物 -MCA 搭桥

若颈动脉不合适，锁骨下动脉可用作供体，但应考虑长移植物的长度[16, 26]。

后颅窝搭桥的其他动脉血流来源是 IMA[20]、岩骨段 ICA[7]、STA 和 OA 的残端[4, 27]、脑膜中动脉（middle meningeal artery，MMA）[28]、耳后

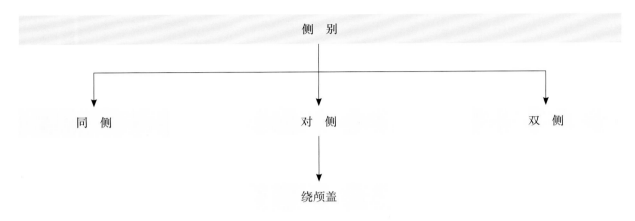

侧 别

同 侧   对 侧   双 侧

绕颅盖

▲ 图 10-11　基于侧别的搭桥分类

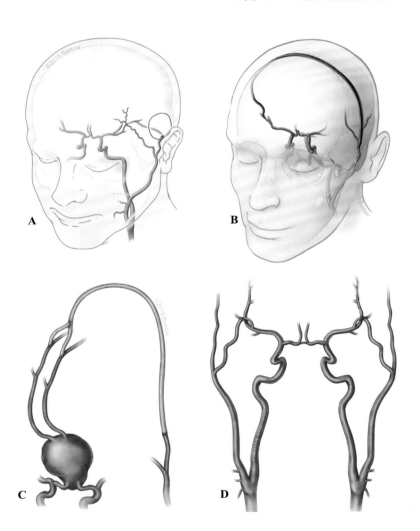

◀ 图 10-12　搭桥的侧别
A. 同侧搭桥；B. 对侧搭桥（病例是绕颅盖搭桥）；C. 桡动脉的双腔、Y 形搭桥，覆盖双侧大脑前动脉灌注区；D. 双侧颞浅动脉 - 大脑中动脉搭桥，覆盖两侧大脑中动脉灌注区

动脉[29] 和 VA 的不同节段[14]。岩骨段 ICA 搭桥存在一些技术困难，包括显露岩骨段颈动脉困难，常需牺牲岩大神经；吻合在技术上困难，停止 ICA 的血流＞ 30～60min，确认分流通畅前需

阻断 ICA[6]。最近报道的 IMA 搭桥需要广泛切除颅底，包括切除颧弓和颞肌或中颅底[20, 30, 31]。虽然报道的创伤性类型少，但这种搭桥有损伤颞颌关节的可能[32]。

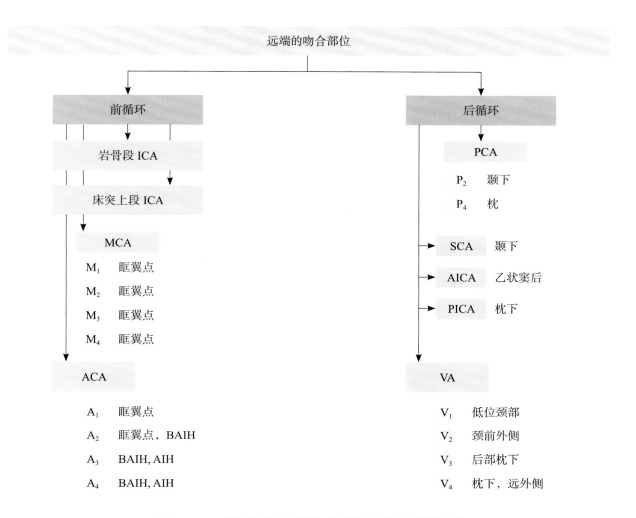

▲ 图 10-13　基于远端吻合部位（与受体血管）的搭桥分类

A_1～A_4. 大脑前动脉的节段；ACA. 大脑前动脉；AIH. 前部半球间；BAIH. 前基底部半球间；ICA. 颈内动脉；M_1～M_4. 大脑中动脉的节段；MCA. 大脑中动脉；P_2 和 P_4. 大脑后动脉的分支；PCA. 大脑后动脉；PICA. 小脑下后动脉；SCA. 小脑上动脉；V_1～V_4. 椎动脉的节段；VA. 椎动脉

8. 远端吻合口的选择

单一的远端吻合是最简单、最常用的选择，但也需要复杂的重建（图 10-15）。"双搭桥""双腔搭桥"代表不同的技术。例如，STA 的额支和顶支分别吻合到 MCA 的 M_4 分支或 PCA 和 SCA 的搭桥手术 [33, 34]。另一个例子是采用远端双腔的 Y 形移植物。该移植物可切取胸背轴动脉 [23] 或改良桡动脉移植物 [35] 获得。联合搭桥常指血管吻合接合间接血流重建，这类吻合常用于治疗烟雾病 [24] 或与血管内手术联合使用 [36]。在临时夹闭血管近段以获得建立更大近端吻合时，支持性搭桥用于对远端分支提供血流支持。序贯性搭

桥是双搭桥的一种类型，受体血管与供体血管的侧面和残端都吻合。该手术主要用于心肌血流重建 [37]，也是颅内重建的一种选择。另一种被称作双再植的技术是序贯性搭桥的一种类型，一些受体分支的流出道被再植到大管腔的近段血管或供体移植物的多个部位 [38]。

9. 移植物的来源

移植物分为带蒂动脉干（如 STA 移植物和 OA 移植物）和游离血管移植物（如桡动脉移植物和大隐静脉移植物）（图 10-16）[11]。选择桡动脉移植物与大隐静脉移植物的理由存在争议。获取大隐静脉移植物通常 25cm，而获取桡动脉移植物

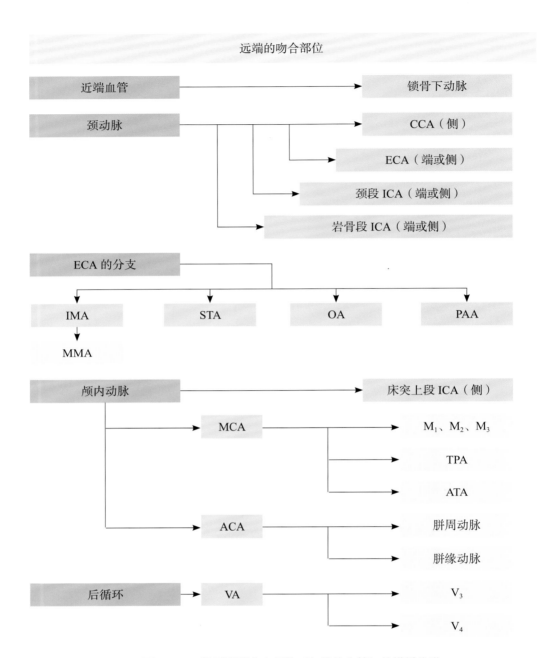

▲ 图 10–14　基于近端吻合部位（与供体血管）的搭桥分类

ACA. 大脑前动脉；ATA. 颞叶前动脉；CCA. 颈总动脉；ECA. 颈外动脉；ICA. 颈内动脉；IMA. 颌内动脉；$M_1 \sim M_3$. 大脑中动脉的节段；MCA. 大脑中动脉；MMA. 脑膜中动脉；OA. 枕动脉；PAA. 耳后动脉；STA. 颞浅动脉；TPA. 颞极动脉；V_3 和 V_4. 椎动脉的节段；VA. 椎动脉

（图 10–17）则需要较长时间的解剖剥离，创伤更大，通常可获得长 20cm、宽 2～3mm 的移植物[10]。

移植物是非常脆弱的组织。大隐静脉移植失败的可能原因包括手术操作过程中静脉痉挛所致的内皮损伤、过度扩张或直接损伤血管壁。分支基底部缝合太紧可造成分支处狭窄。内膜下层显露于动脉血流造成吻合口接合不充分。移植失败还有其他原因，如不小心将外膜瓣留在血管腔内、外膜切除过多、外在骨性压迫、血管扭曲或打折。静脉还有静脉瓣，应正确朝向放置。大隐静脉移植物被认为比桡动脉移植物的直径更大、血流量更高。桡动脉移植物也容易早期血管痉挛

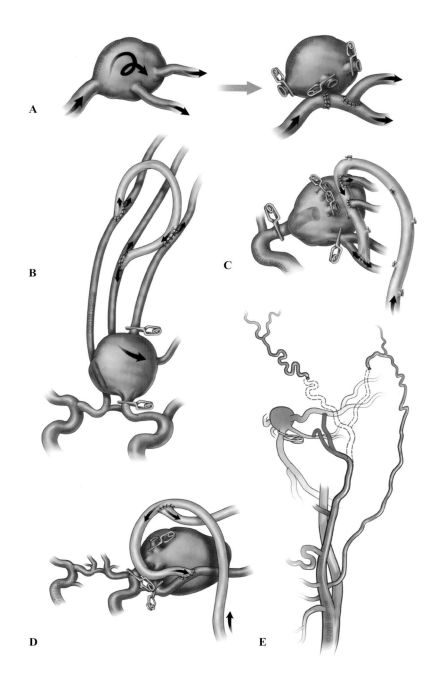

◀ 图 10-15　复杂重建的类型
A. 联合 $M_1 \sim M_2$ 端 - 端吻合与 $M_2 \sim M_2$ 端侧再植；B. 原位跳跃式移植物序贯性搭桥，桡动脉移植物 - 胼周动脉端 - 侧吻合，桡动脉移植物 - 胼周动脉侧 - 侧吻合，桡动脉移植物 - 胼缘动脉端 - 侧吻合；C. 采用双再植的颅外 - 颅内（EC-IC）序贯性搭桥，颈外动脉（ECA）- 大隐静脉移植物 -M_2（端 - 侧吻合）、ECA- 大隐静脉移植物 -M_2（端 - 侧吻合）、ECA- 大隐静脉移植物 -M_3（端 - 侧吻合）；D. 采用再植的 EC-IC 序贯性搭桥，ECA- 移植物 -M_2（端 - 侧吻合），ECA- 移植物 -M_2（端 - 侧吻合）；E. 双腔颞浅动脉（STA）- 小脑上动脉和 STA- 大脑后动脉搭桥

和内膜增生。但可应用压力扩张技术解决桡动脉移植物的早期血管痉挛问题，使用钙通道阻滞药帮助治疗内膜增生[39]。来自冠状动脉外科研究的数据显示，大隐静脉移植物在 11 年后的长期通畅率降至 60%，桡动脉移植物在 5 年时降至 91.9%[40]。与大隐静脉移植物相比，桡动脉移植物似乎长期通畅性更高，直径更接近颅内动脉；因此，它们是许多外科医生首选。当桡动脉不可

用、直径小（如儿童病例），或者需考虑外观因素（如避免在手臂做切口）时，采用大隐静脉移植物。游离移植物的其他选择包括胸轴动脉移植物[23]、舌动脉移植物[41]或 STA 的一部分用作短血管移植物[42, 43]。人造血管移植物广泛用于大血管，包括 ICA，但不适合替代直径更小的血管。对缺乏合适的自体动脉或静脉移植物的患者来说，组织工程血管移植物的发展是一种有希望的选择[44, 45]。

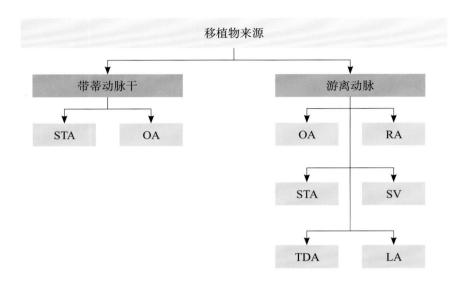

◀ 图 10-16 基于移植物来源的搭桥分类

LA. 舌动脉；OA. 枕动脉；RA. 桡动脉；STA. 颞浅动脉；SV. 大隐静脉；TDA. 胸背轴动脉

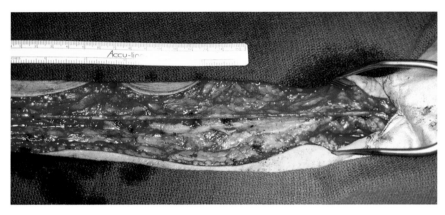

◀ 图 10-17 解剖桡动脉用作移植物的术中照片

经许可，转载自 Spetzler RF、Koos WT：Color Atlas of Microneurosurgery 2e.Vol. 3 Intra- and Extracranial Revascularization and Intraspinal Pathology，New York：Thieme，2000.

10. 移植物的路径

对于连接颈部颈动脉与一支颅内动脉的搭桥，血管移植物常从颧弓上或颧弓下遂穿（图 10-18）。下颌下移植物放置需去除颧弓并牵拉颞肌，在中颅窝底制作一骨槽。与皮下路径相比，这种移植物的放置路径能提供额外的保护，长期通畅性更好[5, 46]。来自 IMA、颈段 ICA 远端或岩骨段 ICA 的短 EC-IC 搭桥需特定的颅底入路。入路的共同原则是移植物应以避免打折的方式安放，有时更长的移植物以环形放置轨迹比以锐角的方式直接改变血流的短移植物更好[42, 47]。

（二）神经外科间接搭桥手术的一般原则

在某些临床情况下，间接搭桥是对患者有益的唯一可用方案，某些情况下可与直接吻合联合使用[48-51]。根据手术贴敷到脑表面的组织类型，间接吻合分为以下类型。

（1）脑 - 颞肌血管贴敷术（encephalomyosynangiosis，EMS）（图 10-19）。

（2）脑 - 硬膜 - 颞浅动脉血管融通术（encephaloduroarteriosynangiosis，EDAS）（图 10-19）。

（3）联合 EMS 与 EDAS（图 10-19）。

（4）脑 - 颞肌 - 动脉血管贴敷术（encephalomyoarteriosynangiosis，EMAS）。

（5）脑 - 帽状腱膜血管贴敷术（enchephalogaleosynangiosis，EGS）。

（6）大网膜移植术。

（7）硬膜动脉翻转术。

研究显示，在颞部区域多点颅骨钻孔并切开硬膜后的血流量明显增加（图 10-19）[52, 53]。

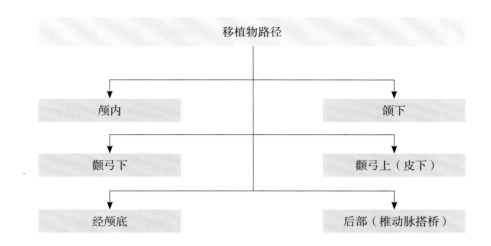

▲ 图 10-18　基于移植物路径的搭桥分类

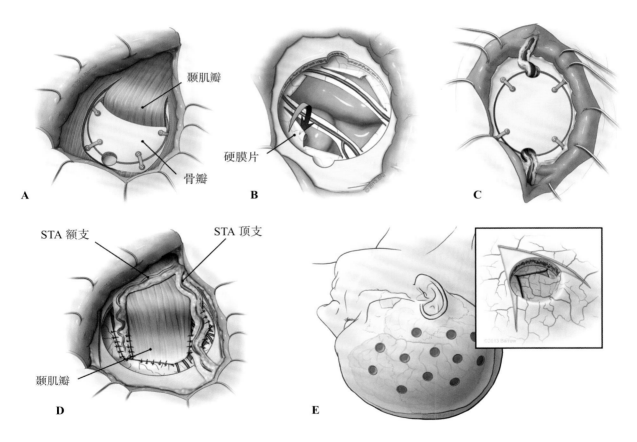

▲ 图 10-19　间接搭桥的类型

A. 脑 - 颞肌血管贴敷术（EMS）是将颞肌的内层放置在脑表面；B. 脑 - 硬膜 - 动脉血管贴敷术（EDAS）是将硬膜片翻转到颅骨下方，同时保留脑膜中动脉完整；C. 将解剖的颞浅动脉放置到脑表面；D. 联合 EMS 与 EDAS；E. 多点钻孔并切开硬膜，筋膜片放置到硬膜下

EMS 是将颞肌的内部分为 2 层，放置在皮质上。手术后，颞肌动脉深支与 MCA 的皮质支建立吻合。

EDAS 或覆盖搭桥[54]用于无法行 STA 与 MCA 皮质支直接吻合时。STA 分支放置于脑表面并固定在硬膜上[55, 56]。

特定情况下行 EGS、大网膜移植术、环钻术，但这类手术的应用有限[52, 53]。

EDAS、EMS、EGS 和其他间接旁路的结果已经在许多研究中得到证实[57-59]。这些血管贴敷手术仍广泛用于治疗烟雾病，特别是儿童患者[60]。烟雾病患者的血管直径小，吻合困难，所以间接搭桥常是这类患者的唯一手术选择。一些研究显示，间接搭桥脑内新生血管需 3～12 个月[50, 61]。

虽然成人烟雾病患者选择直接还是间接搭桥仍有争议[62]，但随着显微外科技术的成熟，通常认为直接搭桥更有效，因为血管造影即刻就有明确的血流重建[63, 64]和脑血流储备恢复。老年患者中 EDAS 的有效性低[48-50]。

联合血流重建技术（直接＋间接搭桥）通常是烟雾病患者首选的技术，因为联合了直接搭桥即刻增加血流和间接搭桥为进一步新生血管形成建立最合适条件的优点。

三、直接搭桥手术的手术技术

（一）血流增加性搭桥

采用 STA 分支行低流量单搭桥或双搭桥。双低流量吻合、STA 额支 – 移植物 –ACA、STA 颞支 –MCA 可用于 ACA 和 MCA 灌注区的血流重建。通常 MCA 侧裂上和侧裂下分支用作受体血管。MCA 分叉部闭塞或额叶、颞叶的脑血流都受损时，适合 STA-MCA 双搭桥[49, 65]。这种搭桥适用于孤立复杂的 MCA 动脉瘤。双搭桥也为神经外科医生发展其技术性技巧提供了机会，因为其中一处吻合可由经验少的神经外科医生在高年资神经外科医生的指导下进行。

1. STA-MCA 搭桥

STA-MCA 吻合的病例能阐明低流量搭桥手术的基本技术，这是脑血流重建的标准搭桥手术之一[66]。

(1) 手术前计划：手术前计划时，通过回顾 ECA 和 ICA 的常规血管造影、CT 血管造影（computed tomography angiography）或磁共振血管造影（magnetic resonance angiography，MRA）图像来选择合适的供体和受体血管。

(2) 患者的体位：患者取仰卧位，头架固定头部并转向对侧，同侧肩部用垫子抬高。头部应水平向下倾斜，以利于术野引流。电生理神经监测探针置于患者头部。微型血管多普勒引导下，用擦不掉的记号笔在皮肤上标记出 STA 分支（图 10-20）。然后沿设计的切口线剃发 1～2cm 宽。按标准消毒规定准备皮肤，无须皮肤浸润或局部麻醉，避免造成血管痉挛或损伤。

(3) 皮肤切口和开颅：搭桥手术使用的皮肤切口类型根据诊所和外科医生及患者的需要而不同（图 10-21）。皮肤切口的一般考虑因素是 STA 的走行、发际线，充分显露受体动脉（MCA）的入路。一般而言，沿 STA 的切口最常用。

常采用常规额颞开颅或小"锁孔"开颅两种开颅方式之一。利用导航经小开颅行针对性的锁孔搭桥。这种入路中，根据受体动脉的位置来计划，使用来自 MRA、正电子发射体层成像、CT 的脑代谢、灌注、血管造影数据来选择锁孔位

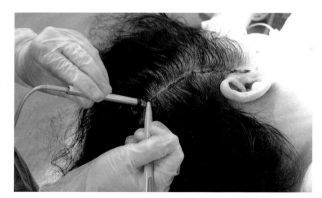

▲ 图 10-20　多普勒引导下用手术记号笔标记颞浅动脉，设计切口的部位

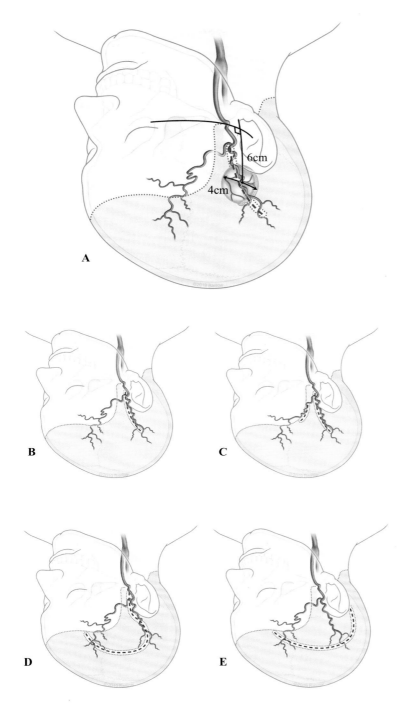

◀ 图 10-21 颞浅动脉（STA）-大脑中动脉搭桥手术的皮肤切口类型。蓝色虚线代表设计的皮肤切口

A. 标画开颅部位[68]，开颅的中心位于外耳道上 6cm，垂直于听眦线的线上。开颅直径一般 4cm；B. 单一线形切口；C. 用于解剖 STA 两个分支的双线形切口；D. J 形切口；E. U 形切口

置[65]。开颅应足够大，以便能在许多表面血管中进行选择，因为影像学与显露的情况并不总是完美符合。

经小开颅的单搭桥可采用线形切口。双搭桥常采用 J 形切口。正如 Yoshimura 等报道的，STA 颞支采用单切口，经小开颅另外解剖 STA 额

支用于双搭桥时再做补充性小切口[67]。如下建立 J 形切口，首先，在 STA 颞支的投影做切口的上升部分。解剖 STA 后，切口向前延长，在 MCA 穿出侧裂处上方开颅。然后可以容易地从头皮瓣内侧解剖 STA 额支。4cm 直径的开颅一般足够显露合适的受体动脉。开颅的中心位于听眦线的垂

直线上，外耳道上方 6cm。这种操作能显露角回周围的血管（图 10-21）[68]。

手术全程需严密止血，以防止显微缝合时血液和脑脊液妨碍视野，并预防手术后血肿，维持血红蛋白使血细胞比容在 30%～35%，以避免脑缺血，特别是在总体血容量低的儿童患者中 [69]。

(4) 解剖 STA：开始解剖前，用鱼钩式牵开器牵拉切口两侧。用高功率双极显微镊（Codman：60-70；Codman & Shurtleff, Inc.）和吸引器解剖STA。两端游离后，切开颞肌，开颅。一旦确认表面的受体血管，临时夹阻断 STA 近段，远端结扎并切断。用肝素化生理盐水冲洗血管的解剖部分，用罂粟碱湿敷，小心保护。

从头皮内层解剖 STA 后，用可吸收缝线仔细修复帽状腱膜以保留头皮血供。

(5) 无血化手术野的准备：硬膜固定于骨缘，X 形切开，朝向供体血管的进入处。MMA 可通过硬膜向脑表面提供侧支血流，因此可能的情况下应保留。Kuroda 和 Houkin 报道了一种改良开颅，保护性地保留 MMA 上的骨嵴，然后用球形钻切除，有助于保留 MMA[24]。

显露合适的 M4 分支，锐性解剖蛛网膜进行准备。然后低功率烧灼并离断动脉后壁的小分支。准备好的受体动脉节段应至少是 STA 直径的 3 倍长 [70]。对于双搭桥，多数情况下应显露 2 支受体血管——侧裂上方和侧裂下方 M4 分支。受体血管

下应放置彩色硅橡胶片，以清晰显示近乎透明的受体血管壁。通过小片的棉垫下方放置持续抽吸引流来隔开手术区域。这种引流有助于从手术野清除液体和血液，有利于建立良好的手术条件。

(6) 建立吻合：为了建立吻合，学员应通过持续的实验室训练来获得精细的神经外科缝合技能。从包绕的外膜上松解 STA 供体动脉末端，以鱼嘴形状扩大管腔。必须清晰显示供体和受体端的开口。为此，用甲基紫（也称龙胆紫，用作手术皮肤标记）或亚甲蓝染色很有帮助。

应用 2 个临时夹（通常使用动静脉畸形夹，但也能用迷你动脉瘤夹替代）阻断受体血管后，切开动脉并调整吻合部位。悬吊缝线有助于切开大的受体动脉。悬吊缝线有利于用剪刀准确切开。若吻合口的直径小（＜ 1mm），可用胰岛素注射器针尖线形切开动脉。肝素化生理盐水灌洗动脉管腔及其周围组织。吻合完成后，采用Surgicel（速即纱 Ethicon，USA，LLC）或肌肉片修补小的漏血。

(7) 确认通畅性：采用吲哚菁绿或荧光素钠进行手术中视频血管造影来验证吻合的通畅性（图 10-22）[71]。关闭切口过程中也可采用非定量或定量多普勒超声来验证供体血管的血流。虽然手术中数字减影血管造影已成为评估移植物通畅性的金标准，但也有其自身的局限性，如高费用、有创性和电离辐射。

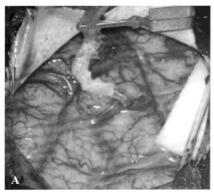 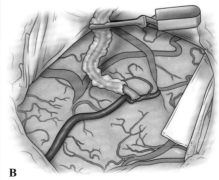 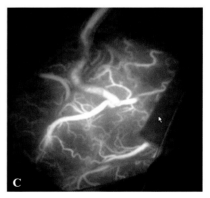

▲ 图 10-22 颞浅动脉 - 大脑中动脉搭桥

A. 术中照片；B. 术后术野示意图；C. 取除夹子后采用吲哚菁绿视频血管造影确认通畅性（经许可转载，图片由 Kikuta 博士提供）

(8) 关闭切口：硬膜和肌肉上切一个小口作为供体动脉的入口。硬膜水密缝合，纤维蛋白胶加固。骨瓣做一骨槽容纳供血动脉进入，钛片固定，特别注意避免打折、压迫或损伤供体血管。手术后分层缝合切口，间断缝合帽状腱膜，皮肤钉稳定头皮瓣的张力以防止缺血、坏死、脑脊液漏，并降低感染风险。

2. STA-ACA 搭桥

在极少数 ACA 灌注区有明显缺血的情况下，直接 STA-ACA 吻合是必要的。手术全程与 STA-MCA 搭桥的方式相同，但有一些不同的特点。

STA 额支的解剖应尽可能长，以便能容易且安全地进行操作。受体血管是 ACA 邻近中线的皮质支。STA 额支和 ACA 的直径均比 STA 颞支或 MCA 都小，这种差异使搭桥更困难。罕见的 STA 额支极度向尾侧走行且邻近面神经颞支的情况下，应仅从头皮上解剖 STA 额支的远端部分，以免手术后额肌麻痹[1]。

大隐静脉移植物、桡动脉移植物或对侧 STA 可用作中间移植物来延长 STA- 移植物 $-A_3/A_4$ 搭桥的供体血管。这种手术需额外的 STA- 中间移植物的端 – 端吻合。这种方式作为一种补充性搭桥，可用于成功孤立弹簧圈栓塞后复发的前交通动脉瘤[39]。

3. STA-PCA 或 OA-PCA 搭桥

STA-PCA 或 OA-PCA 搭桥用于治疗烟雾病 PCA 灌注区的脑缺血，以及作为治疗复杂 PCA 动脉瘤的补充[33]。有 PCA 病灶的烟雾病患者被认为后续缺血性卒中的风险更高，因为 PCA 通常作为 ICA 灌注区的侧支血流储备。这种病例应一并计划 PCA 和 MCA 灌注区的血流重建[24, 72]。

在枕叶上行间接搭桥手术、经颞下入路到环池和脚间池直接吻合到 PCA 的 P_2 段[73]或经枕叶半球间入路到达更远端的 PCA 分支吻合[74, 75]，都可能重建 PCA 灌注区的血流。OA 通常是首选的供体血管，但若长度足够，也可选择 STA。吻合到 PCA 比 MCA 循环的搭桥明显更复杂，因为手术入路狭小，且有丰富的脑干重要穿支血管。

对于 PCA 远端动脉瘤，搭桥用于无法行单纯支架辅助弹簧圈栓塞或包裹夹闭的患者[76, 77]。

4. OA 作为供体血管

后颅窝的血流重建可采用 OA 或 STA，或者采用移植物从 VA 引入动脉血流。OA 非常迂曲，比 STA 更深[78]。离开枕动脉沟后，OA 在后三角内向上内侧走行，穿过头最长肌和头半棘肌，通常穿过上项线斜方肌附着处，虽然有时位于斜方肌与头半棘肌之间，但继续在浅筋膜内向上走行。OA 的长度一般足够行后颅窝搭桥，但往往不足以行 MCA 吻合。

（二）血流替代性搭桥

血流替代性搭桥是一种技术要求高的手术。这是一种有许多细节的艺术性手术，因不同的神经外科中心有许多细微差别。Martin 详细描述了治疗颅内动脉瘤的 EC-IC 搭桥手术技术[79]。计划手术前应评估血流需求，以便选择合适的供体血管。一般首选来自颈动脉的中间移植物搭桥，因为这是一种高流量搭桥；但也可考虑双 STA 搭桥[80]或来自颌内动脉的更短搭桥。本章我们介绍采用中间移植物行颈动脉分叉部 EC-IC 高流量搭桥的主要手术技术步骤。

1. 颈动脉 – 中间移植物 –MCA 搭桥

(1) 手术前计划：对于颈动脉 – 中间移植物 –MCA 搭桥，应根据 ICA 数字减影血管造影和 MRA 或 CT 血管成像来选择合适的受体血管[81]。血管造影时，若计划闭塞，可行球囊闭塞试验评估目标动脉对闭塞的耐受性。采用颈部 MRA 或颈总动脉的数字减影血管造影来评估供体血管。选择桡动脉移植物或大隐静脉移植物的基本原理如前所述。获取桡动脉移植物前，应行 Allen 试验确认尺动脉的通畅性。麻醉医师在动脉穿刺置管前常规使用该试验。手术获取前，目标移植物及其分支须在多普勒引导下用擦不掉的记号笔在皮肤上标出，颈部和颅部入路也应标出。

(2) 获取移植物：患者取仰卧位，头部用 Mayfield 或 Sugita 头架固定。颈部轻微伸展（10°）

并抬高，以增加静脉引流。然后头部转向入路对侧 75°。从踝部到大腿准备双侧下肢以备获取大隐静脉，或者准备前臂以备获取桡动脉。可由心脏或外周血管外科医生，或者第二组神经外科医生进行获取手术。内镜获取（VasoView，Maquet Holding B.V.&Co.KG.，Rastatt，Germany）是传统开放式长切口手术的一种微创性替代方式[82]。

（3）解剖颈部：与同侧颈动脉内膜切除术一样准备颈部至开颅部位。应充分解剖游离颈动脉分叉部和 ECA，以便在 ECA 远端、近段上夹子，并且使分叉部和 ECA 可移动。

（4）开颅术：高流量搭桥常用于深部脑动脉近段的重建（如 ICA、MCA 的 M_1 和 M_2 端、ACA 的 A_2 段），应根据主要病变选择开颅部位。常采用翼点开颅或眶颧入路广泛解剖侧裂来显露近段的颅内受体血管[70]。有些外科医生也另行颧弓骨质切除，并根据移植物的走行在颅骨上磨出一骨槽来增加移植物的可用空间。

（5）移植物穿隧道：用 Kelly 钳在开颅与颈部切口间行皮下解剖建立隧道。隧道在颧弓下、下颌骨后走行（图 10-23）。然后用儿科胸管从颈部切口向上穿行。移植物置于导管内，用缝线牵拉穿过。在第一次吻合完成后，移植物放血使其伸直，在隧道内不扭转。在移植物两端同侧标记蓝色也有助于显示移植物是否扭曲，或者可在中颅窝底开孔牵拉出移植物[46]。

（6）远端的吻合：远端吻合先于近端吻合，因为移植物的游离端活动度很大，可以翻转移植物更舒适地缝合吻合口后壁。缝合方式与 STA-MCA 搭桥一样，但由于手术野更深，这种操作更困难。由于远端的吻合需在如此深的地方操作，神经外科医生需使用更长柄的器械，以及更精确的操作技术。使用小棉片保护周围脑组织，持续吸引引流置于其下，帮助从手术野清除液体和血液，有利于建立良好的手术条件。受体血管下放置一片彩色硅胶片，使缝合的节段容易看清。

准分子激光辅助非闭塞性吻合是手工缝合的一种替代技术，通畅率更高[83]。

（7）近端的吻合：STA 不用作供体血管时，

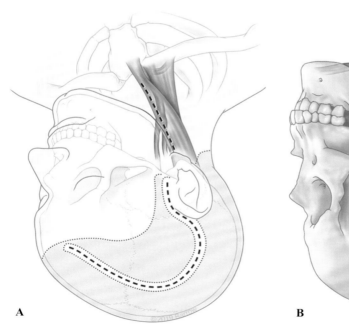
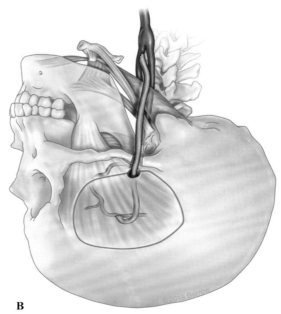

▲ 图 10-23 颈外动脉 – 移植物 – 大脑中动脉高流量搭桥的示意图
A. 颈动脉入路和额颞开颅的皮肤切口（蓝色虚线）；B. 移植物的放置

移植物常以端 – 端方式吻合到 ECA。由于可能直径不匹配，大隐静脉移植物 / 桡动脉移植物开口需采用斜切口或鱼嘴形切口来稍微扩大。一般用 7–0 的 Prolene（Ethicon，USA，LLC）缝线；端 – 侧吻合行联合搭桥，保留同侧 STA 和 MMA。使用血管移植物时，最后一针打结前应按序松开临时夹使受体和供体血管依次放血来清除空气和潜在的血块。此外，最后缝合打结后，撤除 ICA 的夹子前应先撤除 ECA 的夹子，使任何潜在的血

块和残留的空气从移植物和吻合口冲向 ECA 的远端分支，而不是 ICA。

(8) 结扎 ICA：应在分叉部结扎 ICA，甚至与 ECA 一并结扎。留下的 ICA 残端可形成血栓，成为潜在的栓塞来源 [20, 84]。

(9) 确认通畅性：应用与低流量搭桥相同的方式确认通畅性。

(10) 关闭切口：与低流量搭桥一样关闭切口。

参 考 文 献

[1] Yamada S, Brauer FS, Purtzer T, Haywqard W, Hill TW, Hamamura RK. MCA occlusion during STA-MCA anastomosis does not compromise cerebral meta bolic or electrical activity. In: Spetzler RF, Carter LP, Selman WR, Martin WA, eds. Cerebral Revascularization for Stroke. New York, NY: Stratton-Thieme; 1985:29–40

[2] Batjer H, Samson D. Use of extracranial-intracranial bypass in the manage ment of symptomatic vasospasm. Neurosurgery; 19(2):235–246

[3] Amin-Hanjani S, Du X, Mlinarevich N, Meglio G, Zhao M, Charbel FT. The cut flow index: an intraoperative predictor of the success of extracranial-intra cranial bypass for occlusive cerebrovascular disease. Neurosurgery; 56(1) Suppl:75–85, discussion 75–85

[4] Amin-Hanjani S, Alaraj A, Charbel FT. Flow replacement bypass for aneurysms: decision-making using intraoperative blood flow measurements. Acta Neurochir (Wien); 152(6):1021–1032, discussion 1032

[5] Liu JK, Couldwell WT. Interpositional carotid artery bypass strategies in the surgical management of aneurysms and tumors of the skull base. Neurosurg Focus; 14(3):e2

[6] Ramina R, Meneses MS, Pedrozo AA, Arruda WO, Borges G. Saphenous vein graft bypass in the treatment of giant cavernous sinus aneurysms: report of two cases. Arq Neuropsiquiatr; 58(1):162–168

[7] Spetzler RF, Fukushima T, Martin N, Zabramski JM. Petrous carotid-to-intra dural carotid saphenous vein graft for intracavernous giant aneurysm, tumor, and occlusive cerebrovascular disease. J Neurosurg; 73(4):496–501

[8] Wessels L, Hecht N, Vajkoczy P. Bypass in neurosurgery-indications and techniques. Neurosurg Rev(Mar):13

[9] da Silva HB, Messina-Lopez M, Sekhar LN. Bypasses and reconstruction for complex brain aneurysms. Methodist DeBakey Cardiovasc J; 10(4):224–233

[10] Mohit AA, Sekhar LN, Natarajan SK, Britz GW, Ghodke B. High-flow bypass grafts in the management of complex intracranial aneurysms. Neurosurgery; 60(2) Suppl 1:ONS105–ONS122, discussion ONS122–ONS123

[11] Kawashima M, Rhoton AL , Jr, Tanriover N, Ulm AJ, Yasuda A, Fujii K. Microsurgical anatomy of cerebral revascularization. Part I: anterior circulation. J Neurosurg; 102(1):116–131

[12] Yu Z, Shi X, Brohi SR, Qian H, Liu F, Yang Y. Measurement of blood flow in an intracranial artery bypass from the internal maxillary artery by intraoperative duplex sonography. J Ultrasound Med; 36(2):439–447

[13] Quiñones-Hinojosa A, Lawton MT. In situ bypass in the management of complex intracranial aneurysms: technique application in 13 patients. Neurosurgery; 57(1) Suppl:140–145, discussion 140–145

[14] Lemole GM , Jr, Henn J, Javedan S, Deshmukh V, Spetzler RF. Cerebral revascularization performed using posterior inferior cerebellar artery-posterior inferior cerebellar artery bypass. Report of four cases and literature review. J Neurosurg; 97(1):219–223

[15] Bederson JB, Spetzler RF. Anastomosis of the anterior temporal artery to asecondary trunk of the middle cerebral artery for treatment of a giant M1 segment aneurysm. Case report. J Neurosurg; 76(5):863–866

[16] Sato S, Kadoya S. EC-IC bypass surgery using a long vein graft—reconstructive procedures for the occluded long vein grafts [in Japanese]. No Shinkei Geka; 15(8):885–890

[17] Kalani MY, Kalb S, Martirosyan NL, et al. Cerebral revascularization and caro tid artery resection at the skull base for treatment of advanced head and neck malignancies. J Neurosurg; 118(3):637–642

[18] Little JR, Furlan AJ, Bryerton B. Short vein grafts for cerebral revascularization. J Neurosurg; 59(3):384–388

[19] Auguste KI, Quiñones-Hinojosa A, Lawton MT. The tandem

bypass: subclavian artery-to-middle cerebral artery bypass with dacron and saphenous vein grafts. Technical case report. Surg Neurol; 56(3):164–169

[20] Abdulrauf SI, Sweeney JM, Mohan YS, Palejwala SK. Short segment internal maxillary artery to middle cerebral artery bypass: a novel technique for extracranial-to-intracranial bypass. Neurosurgery; 68(3):804–808, discussion 808–809

[21] Kalani MY, Rangel-Castilla L, Ramey W, et al. Indications and results of direct cerebral revascularization in the modern era. World Neurosurg; 83(3):345–350

[22] Spetzler RF, Roski RA, Rhodes RS, Modic MT. The "bonnet bypass". Case report. J Neurosurg; 53(5):707–709

[23] Jain A, O'Neill K, Patel MC, Kirkpatrick N, Sivathasan N, Nanchahal J. Extracranial-intracranial bypass of the bilateral anterior cerebral circulation using a thoracodorsal axis artery-graft. Asian J Neurosurg; 7(4):203–205

[24] Kuroda S, Houkin K. Bypass surgery for moyamoya disease: concept and essence of sugical techniques. Neurol Med Chir (Tokyo); 52(5):287–294

[25] Yasargil MG. Microneurosurgery: Microsurgical Anatomy of the Basal Cisterns and Vessels of the Brain, Diagnostic Studies, General Operative Techni ques and Pathological Considerations of the Intracranial Aneurysms. Vol. 1. Stuttgart: Georg Thieme Verlag; 1984

[26] Spetzler RF, Rhodes RS, Roski RA, Likavec MJ. Subclavian to middle cerebral artery saphenous vein bypass graft. J Neurosurg; 53(4):465–469

[27] Fujimura M, Inoue T, Shimizu H, Tominaga T. Occipital artery-anterior inferior cerebellar artery bypass with microsurgical trapping for exclusively intrameatal anterior inferior cerebellar artery aneurysm manifesting as subarach noid hemorrhage. Case report. Neurol Med Chir (Tokyo); 52(6):435–438

[28] Miller CF , II, Spetzler RF, Kopaniky DJ. Middle meningeal to middle cerebral arterial bypass for cerebral revascularization. Case report. J Neurosurg; 50(6): 802–804

[29] Horiuchi T, Kusano Y, Asanuma M, Hongo K. Posterior auricular artery-middle cerebral artery bypass for additional surgery of moyamoya disease. Acta Neurochir (Wien); 154(3):455–456

[30] Nossek E, Costantino PD, Eisenberg M, et al. Internal maxillary artery-middle cerebral artery bypass: infratemporal approach for subcranial-intracranial (SC-IC) bypass. Neurosurgery; 75(1):87–95

[31] Eller JL, Sasaki-Adams D, Sweeney JM, Abdulrauf SI. Localization of the inter nal maxillary artery for extracranial-to-intracranial bypass through the middle cranial fossa: a cadaveric study. J Neurol Surg B Skull Base; 73(1):48–53

[32] Yağmurlu K, Kalani MYS, Martirosyan NL, et al. The maxillary artery to middle cerebral artery bypass: a novel technique for exposure of the maxillary artery. World Neurosurg; 100:540–550

[33] Kalani MY, Ramey W, Albuquerque FC, et al. Revascularization and aneurysm surgery: techniques, indications, and outcomes in the endovascular era. Neu rosurgery; 74(5):482–497, discussion 497–498

[34] Kalani MY, Hu YC, Spetzler RF. A double-barrel superficial temporal artery to-superior cerebellar artery (STA-SCA) and STA-to-posterior cerebral artery (STA-PCA) bypass for revascularization of the basilar apex. J Clin Neurosci; 20 (6):887–889

[35] Dengler J, Kato N, Vajkoczy P. The Y-shaped double-barrel bypass in the treatment of large and giant anterior communicating artery aneurysms. J Neuro surg; 118(2):444–450

[36] Hacein-Bey L, Connolly ES , Jr, Mayer SA, Young WL, Pile-Spellman J, Solomon RA. Complex intracranial aneurysms: combined operative and endovascular approaches. Neurosurgery; 43(6):1304–1312, discussion 1312–1313

[37] Kabinejadian F, Chua LP, Ghista DN, Sankaranarayanan M, Tan YS. A novel coronary artery bypass graft design of sequential anastomoses. Ann Biomed Eng; 38(10):3135–3150

[38] Mirzadeh Z, Sanai N, Lawton MT. The azygos anterior cerebral artery bypass: double reimplantation technique for giant anterior communicating artery aneurysms. J Neurosurg; 114(4):1154–1158

[39] Liu JK, Kan P, Karwande SV, Couldwell WT. Conduits for cerebrovascular bypass and lessons learned from the cardiovascular experience. Neurosurg Focus; 14(3):e3

[40] Bourassa MG, Fisher LD, Campeau L, Gillespie MJ, McConney M, Lespérance J. Long-term fate of bypass grafts: the Coronary Artery Surgery Study (CASS) and Montreal Heart Institute experiences. Circulation; 72(6 Pt 2):V71–V78

[41] Kim LJ, Tariq F, Sekhar LN. Pediatric bypasses for aneurysms and skull base tumors: short- and long-term outcomes. J Neurosurg Pediatr; 11(5):533–542

[42] Jung JM, Oh CW, Song KS, Bang JS. Emergency in situ bypass during middle cerebral artery aneurysm surgery: middle cerebral artery-superficial temporal artery interposition graft-middle cerebral artery anastomosis. J Korean Neurosurg Soc; 51(5):292–295

[43] Park ES, Ahn JS, Park JC, Kwon DH, Kwun BD, Kim CJ. STA-ACA bypass using the contralateral STA as an interposition graft for the treatment of complex ACA aneurysms: report of two cases and a review of the literature. Acta Neu rochir (Wien); 154(8):1447–1453

[44] Kurobe H, Maxfield MW, Breuer CK, Shinoka T. Concise review: tissue-engineered vascular grafts for cardiac surgery: past, present, and future. Stem Cells Transl Med; 1(7):566–571

[45] Campbell GR, Campbell JH. Development of tissue engineered vascular grafts. Curr Pharm Biotechnol; 8(1):43–50

[46] Couldwell WT, Liu JK, Amini A, Kan P. Submandibular-infratemporal interpositional carotid artery bypass for cranial base tumors and giant aneurysms. Neurosurgery; 59(4) Suppl 2:ONS353–ONS359, discussion ONS359–ONS360

[47] Abla AA, Lawton MT. Anterior cerebral artery bypass for complex aneurysms:an experience with intracranial-intracranial reconstruction and review of bypass options. J Neurosurg;

120(6):1364–1377

[48] Tripathi P, Tripathi V, Naik RJ, Patel JM. Moya Moya cases treated with encephaloduroarteriosynangiosis. Indian Pediatr; 44(2):123–127

[49] Houkin K, Kuroda S, Ishikawa T, Abe H. Neovascularization (angiogenesis) after revascularization in moyamoya disease. Which technique is most useful for moyamoya disease? Acta Neurochir (Wien); 142(3):269–276

[50] Kinugasa K, Mandai S, Tokunaga K, et al. Ribbon enchephalo-duro-arteriomyo-synangiosis for moyamoya disease. Surg Neurol; 41(6):455–461

[51] Reis CV, Safavi-Abbasi S, Zabramski JM, Gusmão SN, Spetzler RF, Preul MC. The history of neurosurgical procedures for moyamoya disease. Neurosurg Focus; 20(6):E7

[52] Endo M, Kawano N, Miyaska Y, Yada K. Cranial burr hole for revascularization in moyamoya disease. J Neurosurg; 71(2):180–185

[53] Oliveira RS, Amato MC, Simão GN, et al. Effffect of multiple cranial burr hole surgery on prevention of recurrent ischemic attacks in children with moyamoya disease. Neuropediatrics; 40(6):260–264

[54] Kalani MY, Elhadi AM, Ramey W, et al. Revascularization and pediatric aneurysm surgery. J Neurosurg Pediatr; 13(6):641–646

[55] Isono M, Ishii K, Kamida T, Inoue R, Fujiki M, Kobayashi H. Long-term outcomes of pediatric moyamoya disease treated by encephalo-duro-arterio-synangiosis. Pediatr Neurosurg; 36(1):14–21

[56] Yamada I, Matsushima Y, Suzuki S. Childhood moyamoya disease before and after encephalo-duro-arterio-synangiosis: an angiographic study. Neuroradiology; 34(4):318–322

[57] Adelson PD, Scott RM. Pial synangiosis for moyamoya syndrome in children. Pediatr Neurosurg; 23(1):26–33

[58] Suzuki R, Matsushima Y, Takada Y, Nariai T, Wakabayashi S, Tone O. Changes in cerebral hemodynamics following encephalo-duro-arterio-synangiosis (EDAS) in young patients with moyamoya disease. Surg Neurol; 31(5):343–349

[59] Golby AJ, Marks MP, Thompson RC, Steinberg GK. Direct and combined revascularization in pediatric moyamoya disease. Neurosurgery; 45(1):50–58, discussion 58–60

[60] Caldarelli M, Di Rocco C, Gaglini P. Surgical treatment of moyamoya disease in pediatric age. J Neurosurg Sci; 45(2):83–91

[61] Handa H, Yonekawa Y. Analysis of filing data bank of 1500 cases of spontaneous occlusion of the circle of Willis and follow-up study of 200 cases for more than 5 years. Stroke (Tokyo); 7:477–480

[62] Teo MK, Madhugiri VS, Steinberg GK. Editorial: Direct versus indirect bypass for moyamoya disease: ongoing controversy. J Neurosurg; 126(5):1520–1522

[63] Deng X, Gao F, Zhang D, et al. Direct versus indirect bypasses for adult ischemic-type moyamoya disease: a propensity score-matched analysis. J Neurosurg; 128(6):1785–1791

[64] Kim H, Jang DK, Han YM, et al. Direct bypass versus indirect bypass in adult moyamoya angiopathy with symptoms or hemodynamic instability: a meta-analysis of comparative studies. World Neurosurg; 94:273–284

[65] Kikuta K, Takagi Y, Fushimi Y, et al. "Target bypass": a method for preoperative targeting of a recipient artery in superficial temporal artery-to-middle cerebral artery anastomoses. Neurosurgery; 62(6) Suppl 3:1434–1441

[66] Wanebo JE, Zabramski JM, Spetzler RF. Superficial temporal artery-to-middle cerebral artery bypass grafting for cerebral revascularization. Neurosurgery; 55(2):395–398, discussion 398–399

[67] Yoshimura S, Egashira Y, Enomoto Y, Yamada K, Yano H, Iwama T. Superficial temporal artery to middle cerebral artery double bypass via a small craniotomy: technical note. Neurol Med Chir (Tokyo); 50(10):956–959

[68] Chater N, Spetzler R, Tonnemacher K, Wilson CB. Microvascular bypass surgery. Part 1: anatomical studies. J Neurosurg; 44(6):712–714

[69] Ikezaki K, Loftus CM, eds. Moyamoya Disease. Rolling Meadows, IL: American Association of Neurological Surgeons; 2001

[70] Connolly ES, McKhann GM II, Komotar RJ, Mocco J, Choudhri AF. Fundamentals of operative techniques in neurosurgery. New York, NY: Thieme; 2010

[71] Takagi Y, Kikuta K, Nishimura M, Ishii A, Nozaki K, Hashimoto N. Early experience of indocyanine green videoangiography in cerebrovascular surgery. Surg Cerebr Stroke.; 37(2):104–108

[72] Miyamoto S, Kikuchi H, Karasawa J, Nagata I, Ikota T, Takeuchi S. Study of the posterior circulation in moyamoya disease. Clinical and neuroradiological evaluation. J Neurosurg; 61(6):1032–1037

[73] Jin SC, Kwon DH, Song Y, Kim HJ, Ahn JS, Kwun BD. Multimodal treatment for complex intracranial aneurysms: clinical research. J Korean Neurosurg Soc; 44(5):314–319

[74] Ikeda A, Yamamoto I, Sato O, Morota N, Tsuji T, Seguchi T. Revascularization of the calcarine artery in moyamoya disease: OA-cortical PCA anastomosis—case report. Neurol Med Chir (Tokyo); 31(10):658–661

[75] Touho H, Karasawa J, Ohnishi H, Kobitsu K. Anastomosis of occipital artery to posterior cerebral artery with interposition of superficial temporal artery using occipital interhemispheric transtentorial approach: case report. Surg Neurol; 44(3):245–249, discussion 249–250

[76] Chang SW, Abla AA, Kakarla UK, et al. Treatment of distal posterior cerebral artery aneurysms: a critical appraisal of the occipital artery-to-posterior cerebral artery bypass. Neurosurgery; 67(1):16–25, discussion 25–26

[77] Pisapia JM, Walcott BP, Nahed BV, Kahle KT, Ogilvy CS. Cerebral revascularization for the treatment of complex intracranial aneurysms of the posterior circulation: microsurgical anatomy, techniques and outcomes. J Neurointerv Surg; 3(3):249–254

[78] Fukuda H, Evins AI, Burrell JC, Stieg PE, Bernardo A. A safe and effffective technique for harvesting the occipital artery for posterior fossa bypass surgery: a cadaveric study. World Neurosurg; 82(3–4):e459–e465

[79] Martin NA. The use of extracranial-intracranial bypass for the treatment of giant and fusiform aneurysms. J Stroke Cerebrovasc Dis; 6(4):242–245

[80] Greene KA, Anson JA, Spetzler RF. Giant serpentine middle cerebral artery aneurysm treated by extracranial-intracranial bypass. Case report. J Neurosurg; 78(6):974–978

[81] Sekhar LN, Bucur SD, Bank WO, Wright DC. Venous and arterial bypass grafts for difficult tumors, aneurysms, and occlusive vascular lesions: evolution of surgical treatment and improved graft results. Neurosurgery; 44(6):1207–1223, discussion 1223–1224

[82] Gonzalez LF, Patterson DL, Lekovic GP, Nakaji P, Spetzler RF. Endoscopic harvesting of the radial artery for neurovascular bypass. Neurosurg Focus; 24(2): E10

[83] Hendrikse J, van der Zwan A, Ramos LM, Tulleken CA, van der Grond J. Hemodynamic compensation via an excimer laser-assisted, high-flow bypass before and after therapeutic occlusion of the internal carotid artery. Neurosurgery; 53(4):858–863, discussion 863–865

[84] Patel HC, Teo M, Higgins N, Kirkpatrick PJ. High flow extra-cranial to intracranial bypass for complex internal carotid aneurysms. Br J Neurosurg; 24(2): 173–178

第 11 章　脑血管搭桥的典型病例
Case Examples of Cerebrovascular Bypass

M. Yashar S. Kalani　Ken-ichiro Kikuta　Evgenii Belykh　著

摘　要

本章展示需直接搭桥手术的典型临床情况，介绍选择搭桥手术的指征。

关键词

动脉粥样硬化性血管闭塞性疾病，搭桥，脑动脉瘤，颅外 – 颅内，指征，烟雾病，颅底肿瘤

一、动脉粥样硬化性闭塞性疾病的搭桥指征

动脉粥样硬化是导致进行性脑血管狭窄和闭塞的一种常见疾病。由颈内动脉（ICA）及其分支动脉粥样硬化性狭窄引起短暂性脑缺血发作（transient ischemic attack，TIA）和脑梗死的患者常表现为全身性动脉粥样硬化。ICA 狭窄的自然史研究提示，诊断后的年卒中率为 3%～27%[1]。颅外 – 颅内（EC-IC）搭桥的目的是重建受累大脑半球的血供。测量脑血流和代谢的新方法有利于选择通过搭桥手术可能改善预后的患者。Mizumura 等统一使用立体定向脑坐标和 3D 立体定向表面投影单光子发射计算机体层摄影（single photon emission computed tomograhy，SPECT）测量脑血流量（cerebral blood·flow，CBF）和脑血管阻力（cerebrovascular resistance，CVR）（图 11–1）[2]。

根据静息态和乙酰唑胺激发态的 CBF 计算的 CVR，同侧动脉闭塞的血流动力学损害分为 3 个阶段（阶段 0～2）[3]（表 11–1）。

阶段 2 或贫困灌注 [4] 被认为是血供重建的标准指征。对于症状性脑大动脉疾病，贫困灌注还是后续卒中的预测因素 [5]。但不同方式［（如动脉自旋标记、磁共振成像（magnetic resonance imaging，MRI）、SPECT、正电子发射体层成像（positron emission tomography，PET）］对贫困灌注的定量测定仍有争议。根据颈动脉闭塞手术研究（Carotid Occlusion Surgery Study）[6] 和日本 EC-IC 搭桥试验（Japanese EC-IC Bypass Trial）[7]，符合下列入选标准的脑大动脉粥样硬化性闭塞患者适合搭桥手术。

(1) 症状性 ICA 闭塞。

(2) 症状性大脑中动脉（MCA）闭塞或严重狭窄。

(3) 年龄 < 73 岁。

(4) Rankin 残疾评分 1 或 2 分。

(5) CBF < 80% 且 CVR < 10%（图 11–1）［或者 PET 标准，对侧 MCA 灌注区的氧摄取分数（oxygen extraction fraction，OEF）比值 > 1.130］。

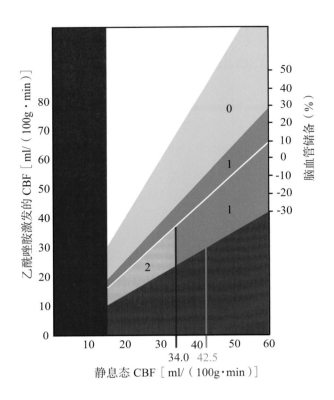

▲ 图 11-1 评估静息态脑血流量（CBF）（x 轴）和乙酰唑胺激发的 CBF（左侧 y 轴）

日本 EC-IC 搭桥试验提示，正常的静息态 CBF 为 42.5ml/（100g · min）（浅蓝色垂直线）。静息态 CBF < 80% 的为 < 34.0ml/（100g · min）（紫色垂直线）。左侧 y 轴表示血管储备的定量值。从这里指向右侧 y 轴的斜线显示乙酰唑胺激发后 CBF 的增长率。阶段 2（橙色）定义了静息态 CBF < 80% 且血管储备 < 10% 的区域，这种情况有手术指征。阶段 1（浅蓝色）血流受损，但手术并不比保守治疗获益更多。阶段 0（黄色）自主调节功能正常，没有手术指征。紫色和深蓝色区域表明静息态 CBF 和乙酰唑胺激发的 CBF 不存在交集（经许可转载，引自 Tsuda K，Shiiya N，Washiyama N，et al.。Carotid stenosis with impaired brain flow reserve is associated with an increased risk of stroke in on-pump cardiovascular surgery. Interact Cardiovasc Thorac Surg. 2018;27:75-80.）

（6）血管造影确认 ICA 闭塞且有用于吻合的合适的颅内和颅外血管。

然而在 JET [7] 和颈动脉闭塞手术研究 [6] 中，颞浅动脉（STA）-MCA 搭桥联合最佳药物治疗也未在症状性颅内动脉闭塞治疗中显示出比单纯最佳药物治疗更多的获益。一些作者将这些研究的结果解释为 EC-IC 搭桥是治疗卒中的最终手段。虽然试验结果并不支持 EC-IC 搭桥手术在该类人群中广泛应用，但有药物难治性血流动力

表 11-1　脑血流动力学损害的分类

阶段	同侧动脉闭塞的血流动力学损害 a	SPECT 的脑缺血分类 b
0	正常脑血流动力学	静息态 CBF ≥ 15ml/（100g·min）且 CVR ≥ 30%
1	自主调节性血管扩张	• 34ml/（100g · min）（正常 CBF 的 80%）> 静息态 CBF ≥ 15ml/（100g · min）且 30% > CVR ≥ 10%，或者 • 静息态 CBF ≥ 34ml/（100g · min）且 30% > CVR ≥ -30%
2	自主调节失效（OEF 增高），也称贫困灌注	34ml/（100g · min）> 静息态 CBF ≥ 15ml/（100g · min）且 10% > CVR ≥ -30%

a. Powers 等标准 [3]；b. Mizumura 等数据 [2]。CBF. 脑血流量；CVR. 脑血管储备；OEF. 氧摄取分数；SPECT. 单光子发射计算机体层摄影

学症状的患者可从围术期并发症足够低的手术中获益 [8]。

二、病例分析 1：动脉粥样硬化性颈内动脉闭塞

（一）病史

患者 1，男性，55 岁，有不稳定型心绞痛，2010 年 6 月行冠状动脉支架植入术；手术中发现左侧 ICA 闭塞，但患者的神经功能完整。11 个月后随访检查时发现冠状动脉再狭窄，有冠状动脉非体外循环搭桥的指征。但由于 ICA 闭塞，非体外循环搭桥有脑梗死的风险，患者遂行 CBF 检查。

（二）检查

MRI 显示左侧半球陈旧性缺血性改变（图 11-2）。手术前 15O-PET 显示左侧大脑半球呈阶段 1 的血管扩张改变（表 11-2）。

（三）手术

2011 年 7 月行 STA-MCA 双支搭桥，手术后没有神经功能缺失。获取 STA 与吻合到 M4 分支

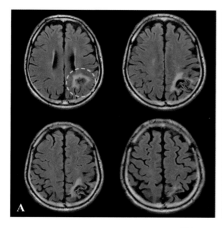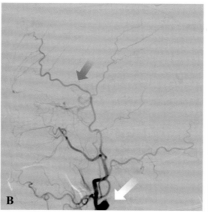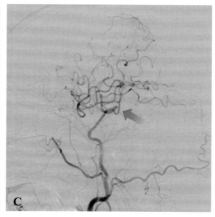

▲ 图 11-2　患者 1，左侧大脑半球呈阶段 1 的血管扩张改变

A. 磁共振成像 FLAIR 显示左侧顶叶陈旧性缺血性病灶（虚线圈）；B. 手术前左侧颈总动脉数字减影血管造影侧位显示闭塞的颈内动脉残端（白箭）和供体颞浅动脉分支（蓝箭）；C. 手术后左侧颈总动脉数字减影血管造影侧位显示吻合口（蓝箭）和经大脑中动脉分支的丰富血流（经许可转载，引自日本 Fukui 大学）

表 11-2　患者 1 的 ^{15}O 水 PET 脑检查

MCA 皮质灌注区	正　常	手术前		手术后	
		左　侧	右　侧	左　侧	右　侧
CBF［ml/（100g·min）］	＞ 32	41.2	47.0	40.9	46.0
CMRO$_2$［ml/（100g·min）］	＞ 2.3	2.98	3.10	2.75	2.77
OEF（%）	＜ 52	50.6	46.1	55.2	49.3
CBV（ml/100g）	NA	4.86	4.09	4.99	4.27
CBF/CBV	NA	8.77	12.1	8.65	11.1
乙酰唑胺激发的 CBF［ml/（100g·min）］	NA	36.4	54.9	43.0	55.1
CVR（%）	＞ 10.5	**−11.7**	16.8	**5.0**	19.7

手术前检查显示 CVR 明显降低。手术后数据显示全脑 OEF 升高，可能由于贫血，以及左侧 MCA 灌注区的 CVR 改善。粗体对比显示手术前左侧 CVR 值异常与手术后的值改善。CBF. 脑血流量；CVB. 脑血容量；CMRO$_2$. 脑氧代谢率；CVR. 脑血管储备；MCA. 大脑中动脉；OEF. 氧摄取分数；PET. 正电子发射体层成像。NA. 未报道

的技术已在第 9 章叙述。

（四）手术后病程

手术后气体 –PET 检查显示左侧 MCA 灌注区的 CVR 增高。2 个月后，患者成功行非体外循环冠状动脉搭桥。为期 1 年的随访期间，神经功能完整，心绞痛显著改善。

三、烟雾病和烟雾综合征的搭桥指征

烟雾病是一种独特的双侧 ICA 进行性狭窄合并丰富颅底动脉侧支循环的脑血管病，应根据诊断标准鉴别于烟雾综合征[9]。两种情况都是搭桥手术的指征。

烟雾病最多见于日本和其他亚洲人群，日本的年发病率为 6.03/10 万～10.5/10 万[10]。缺血

发作的年龄分布呈现出两个峰，一个在 5—9 岁，另一个较低的峰在 35—39 岁，而出血性发作年龄分布的高峰在 25—50 岁[10]。烟雾病的临床进展多数情况下出现在儿童期，但许多成人患者也有进展。最常见的临床表现是儿童患者反复 TIA、脑梗死、脑萎缩和成人异常扩张的豆纹动脉或异常烟雾状血管的微动脉瘤或囊性动脉瘤引起的脑内出血。烟雾病 Suzuki 六个阶段血管造影能解释这种临床表现[11]。烟雾病儿童的临床和影像学进展比成人快，应尽快治疗。对于小儿患者，即使非症状性半球病变也有手术指征，因为有极大的可能性在不久后成为症状性。但对于成人，推荐密切随访观察，因为非症状性成人患者一般不搭桥的预后也很好[12]。从临床角度看，许多 Willis 环动脉狭窄的患者与烟雾病很难区别，因此引入了烟雾综合征[13]。

尚未发现药物对逆转烟雾病所表现的进行性动脉狭窄有效。手术治疗烟雾病始于 20 世纪 70 年代中期，Yaşargil 提出将 STA 吻合到 MCA 分支[14]。脑缺血状态仍处于可逆转状态时，EC-IC 搭桥可逆转缺血的进展。手术治疗应基于临床特征，MRI、磁共振血管造影（MRA）、计算机体层摄影（CT）和血管造影的解剖学发现，以及 SPECT、PET 和乙酰唑胺激发试验的 CBF 功能评估。治疗烟雾病是否需要直接搭桥仍有争议，因为间接血流重建也有效。实际上，细小 STA 与细小 MCA 的直接搭桥特别是儿童患者并不总是那么简单，而且有围术期并发症风险。但直接搭桥对降低烟雾状血管的血流动力学压力更可靠，是成人患者的一种必不可少的手术方式。事实上，一些作者报道了搭桥手术后的再出血率没有明显降低[15]，因此手术治疗成年出血性患者仍有争议。极少数有明确大脑前动脉（ACA）灌注区缺血的情况下，STA-ACA 直接搭桥是必要的。

2009 年[16]和 2012 年[17]发表的治疗指南阐述了直接搭桥无论对小儿还是成人患者都有效。目前被广泛接受的烟雾病理想治疗需要 MCA 和 ACA 或大脑后动脉（PCA）灌注区域侧支形成。

多数小儿烟雾病患者可采用多种治疗选择，包括联合直接与间接搭桥手术[18]。

搭桥后的第 1 个月，30% 的患者表现出 TIA。但此后症状通常改善[19, 20]。

四、病例分析 2：烟雾病

（一）病史

患者 2，女性，30 岁，患有唐氏综合征，表现为新发的左侧肢体无力。

（二）检查

检查发现，患者左侧肢体轻度无力（医学研究委员会肌力 4/5）。影像显示右侧脑血管事件、右侧大脑半球严重低灌注、右侧颈内动脉狭窄，符合烟雾病诊断[21]（图 11-3）。

（三）手术

患者行 STA-MCA 双支搭桥手术。手术技术与第 10 章中部分所述相同。

（四）手术后病程

患者在神经功能基线水平清醒。1 个月随访时，患者左侧肢体无力轻度改善（肌力 4+/5 级）。

五、复杂和巨大动脉瘤搭桥的指征

颅内动脉瘤是有潜在灾难性后果的病灶。任何动脉瘤的治疗目标都是将动脉瘤隔绝在循环之外来防止出血，最常见治疗策略包括血管内闭塞和显微外科手术夹闭，均有其各自的优点和缺点。特定情况下，如巨大血泡样[22]或夹层动脉瘤，需近段闭塞或孤立载瘤动脉。若怀疑孤立后血流量明显降低，或球囊闭塞试验提示患者无法耐受永久性载瘤动脉闭塞，应在孤立前考虑搭桥手术预防缺血。这种需血供重建的复杂动

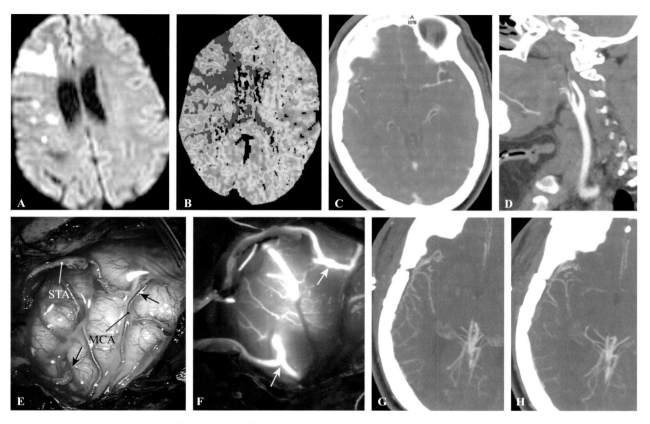

▲ 图 11-3 患者 2，搭桥治疗烟雾病。患者女性，30 岁，唐氏综合征，表现为新发的左侧肢体无力

A. 磁共振弥散加权轴位成像显示之前右侧脑血管事件的证据；B. 计算机体层摄影（CT）灌注显示右侧大脑半球严重低灌注；C 和 D. 头部和颈部的 CT 血管成像显示颅内右侧颈内动脉严重狭窄。患者诊断为烟雾病。行右侧颞浅动脉（STA）- 大脑中动脉（MCA）搭桥来重建颅内循环的血流；E. 手术中影像显示 STA-MCA 双支搭桥（黑箭）；F. 吲哚菁绿血管造影显示搭桥通畅；G 和 H. 头部 CT 血管成像显示搭桥通畅。患者术后神志清楚

脉瘤患者很少见[23-26]。自从 Yaşargil 在神经外科引入显微血管技术以来，应用搭桥治疗困难脑动脉瘤的尝试有所增加，但 Lougheed 等在 1971 年报道的第 1 例"高流量"搭桥并没有使用显微镜[27, 28]。Sato 和 Kadoya 提到从 1974 年开始采用大隐静脉移植物治疗闭塞性疾病、创伤性 ICA 闭塞和颅内动脉瘤[29]。1979 年，Iwabuchi 等报道了采用长静脉移植物搭桥联合 ICA 孤立治疗巨大 ICA 动脉瘤的患者[30]。世界各地的神经外科中心对高流量搭桥都有许多不同的技巧和细节。最近发表的关于应用 EC-IC 搭桥治疗复杂颅内动脉瘤的文章显示，移植物通畅率高，手术并发症和死亡率低[23, 31]。

六、病例分析 3：巨大动脉瘤

（一）病史

患者 3，男性，7 岁，表现为头痛和嗜睡。无特殊病史，其他方面健康（图 11-4）。

（二）检查

患者的神经功能完整。MRI 显示大脑后动脉的巨大夹层动脉瘤。球囊闭塞试验失败，计划搭桥至 PCA 远端并牺牲载瘤动脉。

（三）手术

采用眶颧开颅行 STA- 远端 PCA 搭桥。搭桥后于梭形血管节段远端闭塞 PCA。

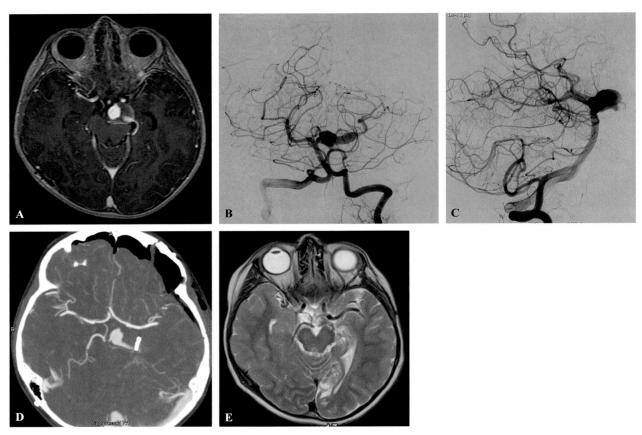

▲ 图 11–4 患者 3，搭桥治疗复杂脑动脉瘤。患者男，7 岁，表现为头痛和嗜睡。无特殊病史，其他方面健康
A. 轴位 T_2 加权磁共振成像（MRI）。B. 椎动脉血管造影前后位。C. 侧位显示对脑干有占位效应的大脑后动脉（PCA）巨大梭形动脉瘤。D. 手术后轴位计算机体层摄影血管成像显示动脉瘤的占位效应明显减轻。手术后，患者有一次脑血管事件，但完全恢复。E.1 年随访时的轴位 T_1 加权 MRI 显示占位效应解除

（四）手术后病程

手术后影像显示动脉瘤体积明显缩小。尽管患者的手术后病程有波折，但最终完全恢复。

七、颅底肿瘤搭桥的指征

由于放射治疗和化学药物治疗方案的改进，颅底肿瘤搭桥的指征显著缩小[21]。特别是对前颅窝和中颅窝恶性病变，放射治疗和化学药物治疗实现的生存获益与广泛性切除肿瘤、颅底和 ICA（并行血供重建）的获益类似[32]。尽管如此，仍有一些特殊的颅底病变，通常是良性肿瘤（如脑膜瘤和软骨肉瘤），可能需牺牲被肿瘤累及的颅内循环血管[33]。对于必须牺牲血管近段的患者，需高流量搭桥来重建远端循环的血流预防缺血。此时，搭桥一般采用桡动脉或大隐静脉移植物行颈外动脉（ECA）–MCA 搭桥。最近，我们开始采用桡动脉移植物行颌内动脉 –MCA 搭桥。虽然该移植物提供的血流量少，但更短的搭桥长度保证了更高的通畅率。

八、病例分析 4：颅底肿瘤的搭桥

（一）病史

患者 4，男性，48 岁，有斜坡软骨肉瘤病史。2002 年在其他机构行伽马刀（Electa AB）放射治疗。病灶最初在 2005 年放疗效果很好，但在 2007

年和随后 2011 年随访 MRI 时发现生长变大。2011 年，患者行内镜经鼻入路肿瘤减容术（图 11-5）。2013 年 MRI 随访（未展示）显示肿瘤再生长，再次行伽马刀放射治疗。2014 年出现 TIA。

（二）检查

患者的神经功能完整，但有偶发性 TIA。MRI 显示肿瘤压迫右侧 ICA（图 11-5），并随后经血管造影确认。

（三）手术

患者采用桡动脉移植物经右侧小眶颧开颅行高流量 ECA-MCA 搭桥（图 11-5）。

（四）手术后病程

手术后血管造影（图 11-5）显示搭桥通畅。患者的 TIA 完全缓解。

九、讨论

前三个病例展示了应用低流量搭桥治疗不同的病症。对于动脉粥样硬化的患者，开颅应根据需要尽可能小，因为有创性小，对老年患者有益。高流量搭桥对治疗脑缺血没有用，因为只需稍增加流向已有侧支的血流量，并且高流量搭桥对慢性缺血的脑组织有危险，因此有高灌注或出血的风险。

病例 1 中，患者表现为右侧 MCA 狭窄所致的 TIA。该患者呈药物难治性，需搭桥治疗脑缺血。由于 MCA 严重狭窄，选择双搭桥。可采用两个不同的移植物来同时增加 MCA 侧裂上和侧裂下部分的血流量。手术后患者有 TIA，这是搭桥手术后病程中常见的并发症。

病例 2 展示了搭桥手术在烟雾病患者治疗中的应用。可能的情况下，我们首选联合直接与间接血供重建治疗烟雾病患者，以使其恢复和改善效果最佳。

测量 CBF 和代谢率对确定合适的血供重建

手术方式是必要的。乙酰唑胺激发的 SPECT 扫描在 JET 研究中被认为是评估 CBF 功能性储备最敏感的方式 [2]。O_2-PET 也是一种评估工具，能提供关于脑组织需求的信息 [34, 35]。另一种新的采用 MRI 评估 CBF 的方法是动脉自旋标记，原理是磁性标记近段动脉内血流的自旋 [36]。动脉自旋标记无须放射性药物，但其测量脑血流量和代谢率的特异性和准确性需进一步研究。本章展示的 4 个患者均用气体 -PET 测定 CBF。搭桥手术后动脉自旋标记测量 CBF 的敏感性和特异性尚未明确。对于患者 1，动脉自旋标记检测并未显示血流量变化（影像未展示），但 PET 显示 CVR 增高。

搭桥手术后局部 CBF 一般会增加。搭桥后第 1 个月，30% 的患者有 TIA，可能是由于颅内动脉血流自主调节功能不全所致。手术后脑高灌注综合征见于 30% 的烟雾病患者，动脉粥样硬化性血管闭塞性疾病患者较低。定量 CBF 较手术前增加 2 倍即能确定为高灌注，可造成严重并发症，如脑水肿和出血 [37]。由于供体和受体动脉的解剖特点，高流量搭桥比低流量搭桥更易造成脑恶性高灌注。因此，手术后必须测量脑血流量并进行监护特殊看护治疗，预防缺血和高灌注并发症 [38, 39]。

病例 3 展示了动脉瘤治疗策略中可用的搭桥技术。该患者球囊闭塞试验失败。鉴于球囊闭塞试验结果以及患者尚年轻，考虑行血供重建联合载瘤血管闭塞。行 STA-PCA 远端搭桥重建 PCA 供血区的血流，然后闭塞动脉瘤远端的 PCA。缺乏血流的情况下，该策略将导致动脉瘤血栓形成，预后良好且并发症率低 [23, 31]。选择合适的搭桥技术时，应仔细研究脑血流需求。

为广泛切除侵袭性颅底肿瘤而行搭桥的指征范围迅速缩小 [21]。随着放射治疗和化学药物治疗的进展，这些患者可能只单独采用这些方式进行治疗。对于特定的良性颅底病变，广泛切除受累血管后重建血流仍有特殊作用。常需采用高流量搭桥，如病例 4 所示，常需牺牲颅内循环的近段。

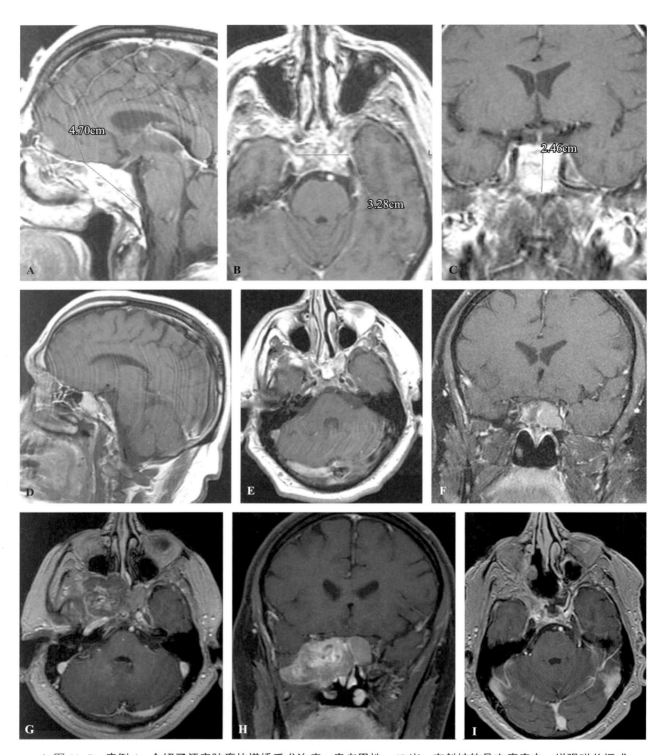

▲ 图 11-5　病例 4，介绍了颅底肿瘤的搭桥手术治疗。患者男性，48 岁，有斜坡软骨肉瘤病史，增强磁共振成像（MRI）的（A）矢状位、（B）轴位、（C）冠状位清晰可见。患者最初对放射外科的反应很好，如增强 MRI（D 和 E）所示肿瘤体积缩小。然而，随访时的（F）冠状位和（G）轴位 MRI 显示肿瘤生长加速；进一步生长最终需内镜下对肿瘤进行减容术，如（H）手术前冠状位、（I）手术后轴位

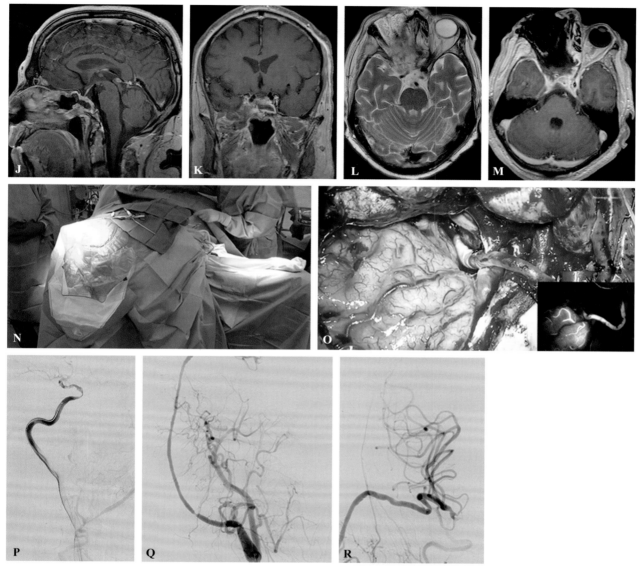

▲ 图 11-5（续）（J）矢状位 MRI 图像。这次切除后效果良好，但逐渐出现偶发性短暂性脑缺血发作（TIA）。MRI 显示肿瘤压迫右侧颈内动脉（K 至 M），并经血管造影确认。采用桡动脉移植物经右侧小眶颧开颅行颈外动脉 – 大脑中动脉搭桥。（N）手术中摆放和患者体位。（O）搭桥完成后开颅手术中显微镜视野，插入了吲哚菁绿血管造影。（P 至 R）手术后血管造影显示搭桥通畅，患者的 TIA 完全缓解

十、结论

　　搭桥手术是一种巧妙且有用的技能，最好在实验室内采用分级训练来掌握。尽管药物治疗、血管内技术、放射治疗和化学药物治疗不断进展，搭桥手术仍是治疗特定脑缺血、血管内技术无法处理的复杂动脉瘤和累及血管的颅底肿瘤的一种必要手段。强烈建议医生在其训练体系中保留搭桥技术，在血管重建成功与否直接决定患者预后是否良好的紧急情况下，这类技术变得非常必要。

参 考 文 献

[1] Spetzler RF. Cerebral revascularization for stroke. New York: Thieme-Stratton; 1985

[2] Mizumura S, Nakagawara J, Takahashi M, et al. Three-dimensional display in staging hemodynamic brain ischemia for JET study: objective evaluation using SEE analysis and 3D-SSP display. Ann Nucl Med; 18(1):13–21

[3] Powers WJ, Press GA, Grubb RL , Jr, Gado M, Raichle ME. The effect of hemodynamically significant carotid artery disease on the hemodynamic status of the cerebral circulation. Ann Intern Med; 106(1):27–34

[4] Baron JC, Bousser MG, Rey A, Guillard A, Comar D, Castaigne P. Reversal of focal "misery-perfusion syndrome" by extra-intracranial arterial bypass in hemodynamic cerebral ischemia. A case study with 15O positron emission tomography. Stroke; 12(4):454–459

[5] Yamauchi H, Higashi T, Kagawa S, et al. Is misery perfusion still a predictor of stroke in symptomatic major cerebral artery disease? Brain; 135(Pt 8):2515– 2526

[6] Powers WJ, Clarke WR, Grubb RL , Jr, Videen TO, Adams HP, Jr, Derdeyn CP, COSS Investigators. Extracranial-intracranial bypass surgery for stroke prevention in hemodynamic cerebral ischemia: the Carotid Occlusion Surgery Study randomized trial. JAMA; 306(18):1983–1992

[7] Ogasawara K, Ogawa A. [JET study (Japanese EC-IC Bypass Trial)]. Nihon rinsho. Nihon Rinsho; 64 Suppl 7:524–527

[8] Amin-Hanjani S, Barker FG , II, Charbel FT, Connolly ES , Jr, Morcos JJ, Thompson BG, Cerebrovascular Section of the American Association of Neurological Surgeons, Congress of Neurological Surgeons. Extracranial-intracranial bypass for stroke-is this the end of the line or a bump in the road? Neurosurgery; 71(3):557–561

[9] Takahashi JC, Miyamoto S. Moyamoya disease: recent progress and outlook. Neurol Med Chir (Tokyo); 50(9):824–832

[10] Hoshino H, Izawa Y, Suzuki N, Research Committee on Moyamoya Disease. Epidemiological features of moyamoya disease in Japan. Neurol Med Chir (Tokyo); 52(5):295–298

[11] Suzuki J, Takaku A. Cerebrovascular "moyamoya" disease. Disease showing abnormal net-like vessels in base of brain. Arch Neurol; 20(3):288–299

[12] Yang J, Hong JC, Oh CW, et al. Clinicoepidemiological features of asymptomatic moyamoya disease in adult patients. J Cerebrovasc Endovasc Neurosurg; 16(3):241–246

[13] Phi JH, Wang KC, Lee JY, Kim SK. Moyamoya syndrome: a window of moyamoya disease. J Korean Neurosurg Soc; 57(6):408–414

[14] Yaşargil MG. Experimental small vessel surgery in the dog including patching and grafting of cerebral vessels and formation of functioning extra-intracranial shunts. In: Donaghy RMP, Yaşargil MG, eds. Microvascular surgery. Stuttgart: George-Thieme; 1967:87–126

[15] Yoshida Y, Yoshimoto T, Shirane R, Sakurai Y. Clinical course, surgical management, and long-term outcome of moyamoya patients with rebleeding after an episode of intracerebral hemorrhage: an extensive follow-up study. Stroke; 30(11):2272–2276

[16] Research of Intractable Diseases of the Ministry of Health. Labour Welfare, Japan. Recommendations for the Management of Moyamoya Disease: A Statement from Research Committee on Spontaneous Occlusion of the Circle of Willis (Moyamoya Disease). Surgery for Cerebral Stroke; 37(5):321–337

[17] Research Committee on the Pathology and Treatment of Spontaneous Occlusion of the Circle of Willis, Health Labour Sciences Research Grant for Research on Measures for Infractable Diseases. Guidelines for diagnosis and treatment of moyamoya disease (spontaneous occlusion of the circle of Willis). Neurol Med Chir (Tokyo); 52(5):245–266

[18] Matsushima T, Inoue K, Kawashima M, Inoue T. History of the development of surgical treatments for moyamoya disease. Neurol Med Chir (Tokyo); 52 (5):278–286

[19] Funaki T, Takahashi JC, Takagi Y, et al. Unstable moyamoya disease: clinical features and impact on perioperative ischemic complications. J Neurosurg; 122(2):400–407

[20] Starke RM, Komotar RJ, Hickman ZL, et al. Clinical features, surgical treatment, and long-term outcome in adult patients with moyamoya disease. Clinical article. J Neurosurg; 111(5):936–942

[21] Kalani MY, Rangel-Castilla L, Ramey W, et al. Indications and results of direct cerebral revascularization in the modern era. World Neurosurg; 83(3):345– 350

[22] Ishikawa T, Mutoh T, Nakayama N, et al. Universal external carotid artery to proximal middle cerebral artery bypass with interposed radial artery graft prior to approaching ruptured blood blister-like aneurysm of the internal carotid artery. Neurol Med Chir (Tokyo); 49(11):553–558

[23] Kalani MY, Ramey W, Albuquerque FC, et al. Revascularization and aneurysm surgery: techniques, indications, and outcomes in the endovascular era. Neurosurgery; 74(5):482–497, discussion 497–498

[24] Kalani MY, Zabramski JM, Nakaji P, Spetzler RF. Bypass and flow reduction for complex basilar and vertebrobasilar junction aneurysms. Neurosurgery; 72 (5):763–775, discussion 775–776

[25] Kalani MY, Zabramski JM, Hu YC, Spetzler RF. Extracranial-intracranial bypass and vessel occlusion for the treatment of unclippable giant middle cerebral artery aneurysms. Neurosurgery; 72(3):428–435, discussion 435–436

[26] Spetzler RF, Fukushima T, Martin N, Zabramski JM. Petrous carotid-to-intradural carotid saphenous vein graft for intracavernous giant aneurysm, tumor, and occlusive

cerebrovascular disease. J Neurosurg; 73(4):496–501

[27] Lougheed WM, Marshall BM, Hunter M, Michel ER, Sandwith-Smyth H. Common carotid to intracranial internal carotid bypass venous graft. Technical note. J Neurosurg; 34(1):114–118

[28] Yaşargil MG. Operative anatomy. In: Yaşargil MG, ed. Microsurgical Anatomy of the Basal Cisterns and Vessels of the Brain, Diagnostic Studies, General Operative Techniques and Pathological Considerations of the Intracranial Aneurysms. Vol. 1. Stuttgart and New York: Verlag GT; 1984:72–134

[29] Sato S, Kadoya S. EC-IC bypass surgery using a long vein graft—reconstructive procedures for the occluded long vein grafts [in Japanese]. No Shinkei Geka; 15(8):885–890

[30] Iwabuchi T, Kudo T, Hatanaka M, Oda N, Maeda S. Vein graft bypass in treatment of giant aneurysm. Surg Neurol; 12(6):463–466

[31] Kalani MY, Elhadi AM, Ramey W, et al. Revascularization and pediatric aneurysm surgery. J Neurosurg Pediatr; 13(6): 641–646

[32] Kalani MY, Kalb S, Martirosyan NL, et al. Cerebral revascularization and carotid artery resection at the skull base for treatment of advanced head and neck malignancies. J Neurosurg; 118(3):637–642

[33] Yang T, Tariq F, Chabot J, Madhok R, Sekhar LN. Cerebral revascularization for difficult skull base tumors: a contemporary series of 18 patients. World Neurosurg; 82(5):660–671

[34] Kikuta K. Experiences using 3-tesla magnetic resonance imaging in the treatment of moyamoya disease. Acta Neurochir Suppl (Wien); 103:123–126

[35] Kuroda S, Kashiwazaki D, Hirata K, Shiga T, Houkin K, Tamaki N. Effects of surgical revascularization on cerebral oxygen metabolism in patients with moyamoya disease: an 15O-gas positron emission tomographic study. Stroke; 45(9):2717–2721

[36] Tsujikawa T, Kimura H, Matsuda T, et al. Arterial transit time mapping obtained by pulsed continuous 3D ASL imaging with multiple post-label delay acquisitions: comparative study with PET-CBF in patients with chronic occlusive cerebrovascular disease. PLoS One; 11(6):e0156005

[37] Ogasawara K, Inoue T, Kobayashi M, et al. Cerebral hyperperfusion following carotid endarterectomy: diagnostic utility of intraoperative transcranial Doppler ultrasonography compared with single-photon emission computed tomography study. AJNR Am J Neuroradiol; 26(2):252–257

[38] Fujimura M, Niizuma K, Inoue T, et al. Minocycline prevents focal neurological deterioration due to cerebral hyperperfusion after extracranial-intracranial bypass for moyamoya disease. Neurosurgery; 74(2):163–170, discussion 170

[39] Fujimura M, Tominaga T. Significance of cerebral blood flow analysis in the acute stage after revascularization surgery for moyamoya disease. Neurol Med Chir (Tokyo); 55(10):775–781

第 12 章 结 语
Postscript

神经外科手术是神经外科医生和疾病之间的决斗。就像在拳击场上一样，有三种基本方式打击你的"对手"。对于拳击手，它们是直拳、勾拳和上勾拳；对于神经外科医生，它们是解剖、止血和显微外科缝合（图 12-1）。

关于如何成为一名优秀的神经外科医生，Kikuchi 等[1] 给出了答案，包括以下三个关键点。

(1) 在塑料管、尸体血管及实验动物上掌握基本显微外科技能，如解剖、止血和吻合。

(2) 在尸体解剖中掌握不同入路解剖学知识。

(3) 在经验丰富的神经外科医生的指导下协助和实施手术时巩固手术技能。

实验室训练在神经外科医生的成长中起至关重要的作用，因为通过训练可以达到前两项目标。显微外科技能训练和显微解剖的学习是学员自己的任务，而患者治疗策略可以在查房和会议上与同事讨论。

我们将以一个关于书法的寓言故事结束本书。书法是一门精巧的艺术，与神经外科一样，需要很长的训练曲线。观看神经外科大师手术就像观看书法艺术大师挥毫泼墨一样。

一个年轻人想学书法，就去找一位著名的大师，想拜其为师。大师热诚地收他为徒。在大师指导下学习了几年后，学徒认为没有理由继续跟随大师，因为他已经很好地掌握了书法艺术。他告诉大师他打算离开。大师没有劝他留下，而是在离别时给了他一个箱子，并说："我不想让任何人得到这个箱子，把它埋在山脚下吧！"年轻人拿起箱子，与大师告别后离开了。箱子虽小但很重。年轻人边走边猜里面是什么，也许里面有珍宝？最后，好奇心战胜了他。他把箱子放在地上。幸运的是，箱子封得不严，年轻人很容易打开盖子。他吃惊地张大嘴巴，因为箱子里只有旧砚台！箱子里有几十个砚台。但最让年轻人吃惊的不是砚台的数量，而是每个砚台的底部都被磨出一个大洞！大师是多么勤奋地练习啊！年轻人坐着，盯着砚台看了很长时间。然后他轻轻合上盖子，扛起箱子，坚定地回到大师的芦苇小屋。从那时起，学徒全身心地投身到书法艺术中，直到头发全部花白时才达到艺术顶峰，成为了真正的大师[2]。

作为神经外科医生，我们用穿了多少"砚台"？毫无疑问，我们没能熟练应用一些学过的技术，有很多细微的差别我们还不了解，但只要使用就会有收获。没有奇迹，只有刻意地、坚持不懈地练习才能达到完美。没有最好的神经外科医生，也没有最好的显微神经外科技术，完美之路永无止境。

Evgenii Belykh, MD
Phoenix, Arizona

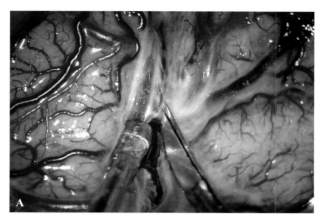

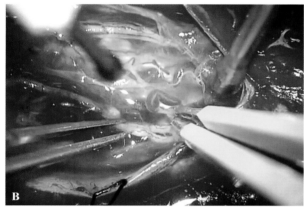
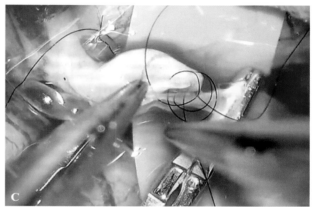

▲ 图 12-1 神经外科医生打击"对手"的 3 种基本方式

A. 蛛网膜的显微解剖；B. 止血；C. 显微外科缝合

参 考 文 献

[1] Kikuchi H. Illustrated Techniques in Microneurosurgery. Tokyo: Igaku-Shoin Medical Publisher; 1991

[2] Tarasov V. The Art of Management Control (in Your Pocket) [in Russian]. Moscow: Dobraya; 2009.

索　引
Index

相 关 图 书 推 荐

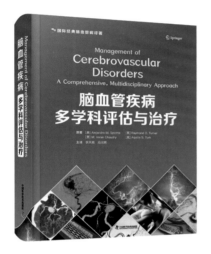

出版社官方微店

主译：李天晓　段光明
定价：480.00元

　　本书引进自世界知名的 Springer 出版社，由美国南卡罗来纳医科大学神经外科专家 Alejandro M. Spiotta、Raymond D. Turner、M. Imran Chaudry 和 Aquilla S. Turk 结合各学科进展与多年临床实践经验精心打造，是一部细致全面、精准系统的脑血管疾病评估与治疗参考书。相较于其他脑血管疾病著作，书中内容涵盖了大部分脑血管疾病，各典型病例均详述了病情评估、治疗方案、手术过程、术后管理、并发症及处理，在强调临床实践的同时，兼顾最新研究进展，还特别对外科手术与介入治疗两种技术进行了深入对比、阐述。全书共四篇 44 章，编排简洁，阐释明晰，图文并茂，是一部不可多得的临床案头必备工具书，非常适合从事脑血管疾病诊疗工作的同道在临床实践中借鉴参考。

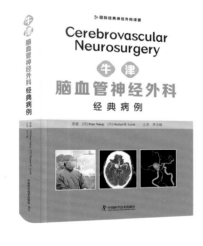

出版社官方微店

主译：李天晓
定价：218.00元

　　本书引进自世界知名的牛津大学出版社，由美国凤凰城 St. Joseph 医疗中心 Barrow 神经研究所著名神经外科专家 Peter Nakaji 教授及华盛顿大学神经科学中心 Michael R. Levitt 博士，联合众多神经血管外科专家共同编写。书中收集汇总了神经血管外科众经典病例，着重强调临床实践，针对神经重症监护病房的大量真实病例，从病情评估与计划、确定治疗方案、手术过程、术后管理、并发症及处理、医学证据与预期结果等多角度进行分析，各角度还特设了精华要点提示，帮助读者理清临床实践中的各个环节。本书通俗易懂，图文互参，不但对神经血管外科医师有重要的指导意义，还可供神经内科、外科一线临床医师工作中阅读参考。